YOGA

for
ATHLETES

Ryanne Cunningham

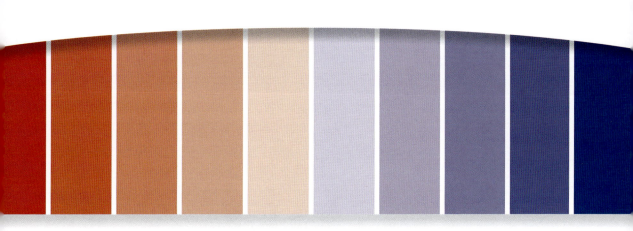

Human Kinetics
Website: www.HumanKinetics.com

© 2017 by Ryanne Cunningham

All rights reserved. Except for use in a review, the reproduction or utilization of this work in any form or by any electronic, mechanical, or other means, now known or hereafter invented, including xerography, photocopying, and recording, and in any information storage and retrieval system, is forbidden without the written permission of the publisher.

Acquisitions Editor: Michelle Maloney; **Senior Developmental Editor:** Cynthia McEntire;
Senior Managing Editor: Elizabeth Evans; **Managing Editor:** Caitlin Husted;
Copyeditor: Joanna Hatzopoulos Portman; **Senior Graphic Designer:** Keri Evans;
Graphic Designer: Julie L. Denzer; **Cover Designer:** Keith Blomberg;
Photograph (cover): Neil Bernstein, c Human Kinetics; **Photographs (interior):** Neil Bernstein, c Human Kinetics; **Visual Production Assistant:** Joyce Brumfield;
Photo Production Manager: Jason Allen; **Senior Art Manager:** Kelly Hendren;
Illustrations: c Human Kinetics, unless otherwise noted

アスリートヨガ

全ての運動器を強化するスポーツヨガ

ライアン・カニングハム 著

東出 顕子 翻訳

目次

ポーズ索引 ... vii

Part I アスリートにとってのヨガの効用

1 なぜヨガをやるのか？ ... 3

2 ヨガを始める準備 ... 21

3 ウォーミングアップ ... 30

4 自分のベースを見つける：股関節 ... 56

5 脚の緊張をほぐす：
ハムストリングと大腿四頭筋 ... 75

6 センターから強さを放つ：背骨とコア ... 99

7 体の上部にパワーをつける：肩、腕、首 ... 135

8 小さい筋肉を目覚めさせる：
バランスのポーズ ... 156

9 クールダウン、瞑想、ビジュアライゼーション：
「ゾーン」に入る ... 170

Part II 種目別パフォーマンス向上のためのポーズ

10 アメリカンフットボール：全ポジションのためのストレッチ **182**

11 ランニング：脚だけでは走れない **191**

12 サッカー：トレーニングにバランスを **197**

13 自転車：硬い股関節とストレスのかかる上半身を解放する **202**

14 野球とソフトボール：関節を守る **209**

15 水泳：肩と背中のストレッチ **215**

16 テニス：一瞬の急激な動作 **220**

17 バスケットボール：瞬発的な動き **224**

18 ゴルフ：背骨のストレッチと回旋 **230**

19 高強度トレーニング：機能とパワー **235**

謝辞　240

ポーズ索引

フローシークエンス

クールダウンストレッチ 171
高度なフロー 53
太陽礼拝A 33
太陽礼拝B 39

個々のポーズ

あ

仰向けツイストで手で親指をつかんで
　伸ばす(ストラップ使用) 68
仰向けの背骨ツイスト 26, 101
仰向けの背骨ツイストと
　ワシのポーズの脚 105, 206
仰向けの牛の顔(脚のみ) 69
仰向けの半分の牛の顔(腕のみ) ... 234
足首交差前屈 83
脚の運動を加えた
　英雄のポーズ3 164
頭を膝につけるポーズ 87
安楽座のポーズ 12
板のポーズ(プランクポーズ)で
　ITバンド(腸脛靭帯)ストレッチ 66
板のポーズ(プランクポーズ)で
　踵の運動 124
板のポーズ(プランクポーズ)で
　踵を左右に動かす 237

ウィンドシールドワイパー 120
ウィンドシールドワイパーツイスト .. 111
上向きの犬のポーズ 8, 133
牛の顔(腕のみ) 148
うつ伏せの背骨ツイスト 114
腕を直角にする開胸のポーズ 150
英雄のポーズ3 157
英雄のポーズ3から
　ジーヴァスクワットへ 163

か

開脚前屈 79
開脚前屈(ストラップ使用) 146
開胸のポーズ 144
カエルのポーズ 62
片脚の椅子のポーズ 169
片脚のカエルのポーズ 96
片脚のハッピーベイビーのポーズ 25
片脚のフィンガーティップクランチ .. 122
片腕の十字のポーズ 149
肩の回旋(ストラップ使用) 142
肩のストレッチを加えた
　シンプルなツイスト 140
肩のストレッチを加えた前屈 147
合掌 154
合蹠(がっせき)のポーズ 74

壁に脚を上げるポーズ 6	十字のポーズ 143
壁を支えにしたねじった片脚の 　椅子のポーズ 203	伸展した体側を伸ばすポーズと 　ねじった三日月のポーズ 102
壁を使ったストレッチ 93, 139	スフィンクスのポーズ 131
木のポーズ 160	スライディングニータック 123
キャットアンドカウ 27, 112	正座／つま先を立てた正座 165
賢者のポーズ 67	背骨のローリング 28, 113
コア下部と殿部の引き上げ 119	側屈を加えたローランジのポーズ 95

た

コアの運動を加えた 　3本足の下向きの犬のポーズ 51	体側をねじる鳩のポーズ 71
子犬のポーズのバリエーション 138	チャイルドポーズ 19
コブラのポーズ 9, 132	手首のストレッチ 13
	手のひらを床につける 　手首のストレッチ 153

さ

座位の前屈 81	

な

座位の牛の顔のポーズ 73	ニートゥーエルボー 118
座位の開脚前屈 85	ねじった椅子のポーズ 107
座位の首の半周ストレッチ 151	ねじった片脚の椅子のポーズ 63
座位の背骨ツイスト 106	ねじった三角のポーズ 109
逆さ合掌 155	ねじったハイランジのポーズ 92
支えのある魚のポーズ 203	ねじった半月のポーズ 110
支えのある魚のポーズと 　肩のストレッチ 145	ねじった三日月のポーズ 108
さとうきびのポーズ 162	ねじったローランジのポーズと 　大腿四頭筋ストレッチ 98, 234
三角のポーズ 82	ねじって頭を膝につけるポーズ 86
四肢で支える杖のポーズ（ダブル）... 49	ねじって背中で手を組む前屈 217
下向きの犬のポーズ 10	

は

車輪のポーズ 　（上向きの弓のポーズ） 127	バイシクル 125
ジャンプフォワード 32	ハイランジのポーズ 91

ハイランジのポーズ
　　（床に手をつく） 186

橋のポーズ 126

バッタのポーズ 133

ハッピーベイビーのポーズ 58

ハッピーベイビーのポーズと片脚の
　　ハッピーベイビーのポーズ 212

鳩の王のポーズ 94

鳩のポーズ 60

鳩のポーズから
　　体側をねじる鳩のポーズへ 186

ハーフスクワットのポーズ 80

針の糸通しのポーズ 141

針の目のポーズ 61

半月のポーズ 159

半分の魚の王のポーズ 115

膝を閉じた仰向けの背骨ツイスト .. 104

ピラミッドのポーズ（ブロック使用）... 77

舞踏王のポーズ 130

舟のポーズ 16, 116

舟のポーズから
　　半分の舟のポーズへ 193

ま

三日月のポーズ 90

や

弓のポーズ 128

ゆりかごのポーズ 64

横たわった英雄座 97

横たわって手で親指をつかんで
　　伸ばすポーズ 78, 231

横向きの板のポーズ
　　（サイドプランクポーズ） 50

四つんばいの首のストレッチ 152

ら

ラクダのポーズ 129

ランナーのための
　　バックランジのポーズ 84

立位の前後開脚
　　（スタンディングスプリット） 161

立位の手で親指をつかんで
　　伸ばすポーズ 167

両脚の上げ下げⅡ 219

両脚の鳩のポーズ（薪のポーズ） 72

リラクゼーションのポーズ 18

ローランジのポーズ 88

ローランジのポーズの
　　バリエーション 89

ローランジのポーズ（ブロック使用）.. 70

ローランジをしながら
　　半分の鳩のポーズ 59

わ

ワイドスクワットのポーズ 65

ワイルドシングのポーズ
　　（荒武者のポーズ） 134

ワシ（腕のみ） 137

ワシ（クランチ） 117

ワシのポーズ 166

Part I

アスリートにとってのヨガの効用

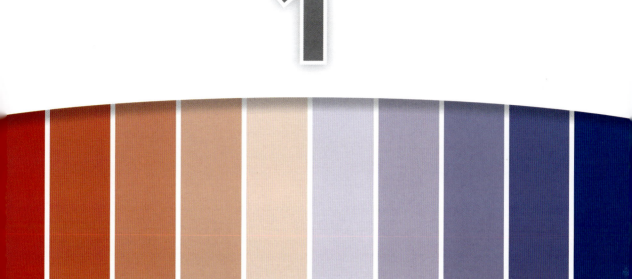

なぜヨガをやるのか？

　アスリートには、特にプロのアスリートには、ウェイトトレーニングやストレッチのメニューを用意してくれるトレーナーがついています。動きのひとつひとつを観察し、正してくれるコーチも、故障がないかどうか診察してくれる医師もついています。これ以上トレーニングに付け足すことなどあるでしょうか？　あります。ヨガをやるべきです。ヨガをやるとやらないとでは、バランス、柔軟性、呼吸、メンタルの鋭敏さの面で差が出るからです。

　上達したいという欲求は、競技スポーツの重要な要素です。そして競技やトレーニングに改善の余地がないアスリートはいません。タイム、強靭な体、一瞬の判断力、激しいぶつかり合いに耐える力、そのほか何であれ進歩を追い求めることがアスリートの仕事と言えます。小さな進歩でもひとつ進歩するたびにパフォーマンス向上という目標達成において有利になります。他者と競うプロのアスリートであれ、自己ベストを競うアマチュアであれ、パフォーマンスに差をつけるもの、それがヨガなのです。

　スポーツのトレーニングには筋肉の強化とコンディショニングが含まれます。種目によって、よく使い、重点的にトレーニングする筋群がどうしても偏ります。ヨガは全身の筋群のバランスを整えます。本書は、解剖学の教科書ほど詳細ではありませんが、エクササイズでターゲットになる主な筋群についても触れています。図1.1は体の前面と後面から見た主な筋群です。この図を参照しながら本書のエクササイズを進めてください。

　ヨガは、アスリートにとって格別に効果的なトレーニングツールです。ヨガにはストレッチ、筋力

トレーニング、呼吸、バランスが組み込まれているからです。ここがヨガの有利な点なのです。アスリートが求めるものは一人ひとり異なりますが、ヨガなら誰がやってもヨガならではの効用があります。ヨガがアスリートのパフォーマンス向上に効く理由はいろいろありますが、本章では、その概要を紹介します。個々の効果については、その効果を最大限に得られるヨガのポーズがありますので、それらを参考にしてください。

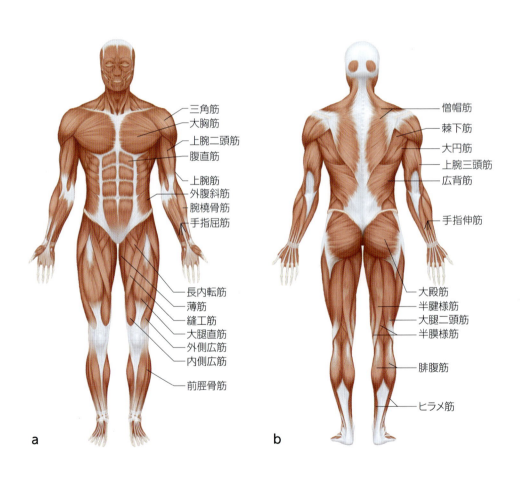

図1.1　主な筋群：(a) 前面 (b) 後面

筋肉の回復を助ける

　アスリートはトレーニングとトレーニングの間に休養をとって筋肉を回復させる必要があります。コーチは、試合や競技会の前にどれくらい休養時間をとるのが適切なのか判断しようと時間をかけて研究しています。筋肉は準備万端の状態にしなければなりませんが、休ませすぎてもパフォーマンスが落ちます。体が動いているときに起こる筋肉疲労の原因は何でしょう？

　運動中、筋肉は呼吸で取り込まれた酸素を消費し、酸素を燃焼させてエネルギーを生み出します。ヨガの深い呼吸は、この筋肉にとって大いに必要な酸素を筋肉に届けやすくします。筋肉が収縮すると、この代謝の副産物が発生します。代表的なものが乳酸です。乳酸などの筋肉代謝の副産物が蓄積すると、筋肉疲労が起こり、体は最大限まで能力を発揮できなくなります。筋肉から老廃物を除去して筋肉の最大収縮を取り戻すには、休養とたっぷり水を飲むことをおすすめします。トレーナーやコーチなら嫌というほどわかっていることですが、ここで重要な問題は、筋肉をリセットするのに最適な休養時間はどれくらいか？　ということです。あまりに長く待てば、貴重なトレーニング時間を失い、十分に待たなければ、けがのリスクがあります。一人として同じ人間はいないことが問題をさらに難しくします。万人向けの答えはないのです。各自が最短で最大限に回復する方法を見つけるしかありません。ヨガはその助けになります。

　回復の目標は、乳酸など、筋肉の老廃物を除去し、筋線維が再び発火できるようにすることです。水分補給は老廃物を体から洗い流すことで疲労回復を助けますが、筋肉を正しくストレッチすれば、もっと迅速に機能が回復します。ヨガ実践者は最適なストレッチ法を会得しています。

　運動後に筋肉が硬直しているなら、筋肉のストレッチが必要ですが、ストレッチは正しく行わなければなりません。腱ではなく、筋肉にストレッチを効かせることが大切です。正しくストレッチすれば、筋肉の弾力性が向上し、運動中に硬直しなくなります。ストレッチは長くホールドするのが理想です（10-20呼吸）。これより短いストレッチでは効果が劣ります。ストレッチをホールドしている間、均等に深い呼吸をつづけ、ストレッチしている筋肉に血液が供給されるようにします。この深い呼吸によって血流が促され、筋肉の回復を助け、次の激しいトレーニングに備えて筋肉を充電するエネルギー源となる栄養が筋肉に行き渡ります。ヨガの呼吸法については第2章で説明します。運動後に筋肉を回復させるストレッチは全編に掲載します。筋肉が早く回復するほど、早くトレーニングに戻れ、ひいては競争で優位に立てるのです。

トレーニング後、脚がだるく、疲労を感じることがあります。こんなときに最適なのが、脚を上げて血流を促し、体液をリンパ系に戻すことです。これにぴったりなヨガのポーズが、壁に脚を上げるポーズです。ヨガのポーズはすべてそうですが、このポーズの効果は1つではありません。筋肉の回復を助けると同時に、消化をよくする、体にエネルギーをチャージする、心を静めるなどの効果もあります。

壁に脚を上げるポーズ　Legs Up the Wall Pose

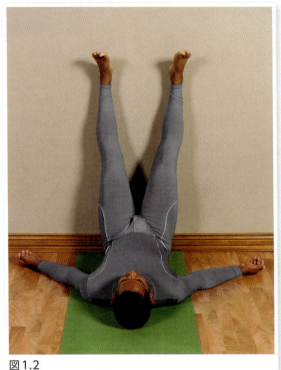

図1.2

筋肉
ハムストリング

1. 壁に向き合う。
2. 仰向けになり、脚を壁に沿わせて伸ばす（図1.2）。
3. お尻は壁につけるか、壁から数センチ離す。
4. 腕は力を抜いて脇に置き、手のひらを上に向ける。
5. 少なくとも5分間このポーズでリラックスする。10－15分が望ましい。

バリエーション

　ハムストリングが硬い人は、仰向けになり、お尻を壁から数センチ離し、両膝を曲げて脚を上げ、足裏を壁につける。あるいは、お尻の下にヨガブロックを置くか毛布を敷いて高くするとよい。

けがを予防する

　プロ・アマ問わずアスリートはスポーツの障害になるけがの心配をします。多くのアスリートにとって、シーズン終盤のけがは最大の懸念事項です。スポーツのけがの典型的な原因は何でしょう？　アクシデントを別にすれば、スポーツのけがの大半は次の5つの原因から起こります。

1. ウォームアップ不足
2. 関節に負担がかかる急速な動きやひねる動き
3. 体の一部に偏ったアンバランスなトレーニング
4. 重点的に鍛えた筋肉の硬直による柔軟性の低下
5. 筋肉の酷使

　1から4までの原因によるけがはヨガで予防できます。ヨガのポーズは全身の筋力強化、ストレッチ、バランスを重視します。ヨガは、すべての筋肉と結合組織を激しい運動に備えてウォームアップすることから始まります。次に、ヨガの姿勢は、膝や足首などの故障しやすい関節周囲の筋肉を急速な瞬発的動作に耐えうる強さに鍛錬します。本書を読んでいけば、小さい、たいていは無視されてしまう筋肉も言及されていることに気づくでしょう。
　アンバランスなトレーニングは多くのスポーツに見られる深刻な問題です。テニス、ゴルフ、野球のピッチングなど、体の片側を反対側よりよく使うスポーツがあります。このアンバランスによって関節にかかる負担が増え、弱い側も強い側も故障しやすくなります。体の一部に特に負担のかかるスポーツもあります。たとえば、自転車競技でしばしば首に痛みが出るのは、前傾姿勢で長時間ハンドルを握っていることが原因です。前方を見るために首が代償になっているのです。前傾姿勢で腕に体重をかけているせいで上背部や首が痛くなることもあります。ヨガは身体各部のバランスを元に戻し、けがの可能性を低くします。
　最後に最も重要なことを述べると、筋力トレーニングでは柔軟性が犠牲になりがちですが、柔軟性はヨガで回復させ、維持することができます。筋肉の硬直を放置すると、筋断裂やシーズン終盤のけがにつながりかねません。ヨガで大切な筋肉のストレッチで筋肉を伸ばすことによって、けがの可能性が低くなり、結合組織が回復します。定期的なヨガとストレッチのプログラムで筋肉をほぐし、柔軟性を維持すれば、試合中の筋断裂にまで至らず、軽い肉離れくらいで済むでしょう。シーズン終盤のけがに見舞われることなく、柔軟性のおかげで出られない試合の数も減ります。鍛える筋肉を補完するストレッチはスポーツごとに異なります。各種スポーツに適したヨガについては、パートIIを参照してください。
　アスリートなら誰でも自分の能力を最大限に発揮することを望みます。そのためには筋肉を酷使するリスクを冒すことも珍しくありません。ヨガのトレーニングには、強い筋肉にバランスと

柔軟性をもたらして、使いすぎによるけがを減らす効果があります。こうしたけがを避けることはアスリートのパフォーマンス向上に不可欠です。

　本書で紹介するポーズは、アスリートのけが予防に役立ちます。ポーズは単独で行っても、ほかのポーズと組み合わせたシークエンス（連続したポーズ）でも効果があります。ヨガのポーズの代表的なシークエンスの1つ、上向きの犬のポーズから下向きの犬のポーズ（またはコブラのポーズから下向きの犬のポーズ）を次に紹介します。これらは全身をバランスよくストレッチするポーズであると同時に筋肉を鍛えるポーズでもあります。本書で繰り返し出てくるポーズですから、必要に応じて後述する説明も参照してください。

上向きの犬のポーズ　Upward-Facing Dog Pose

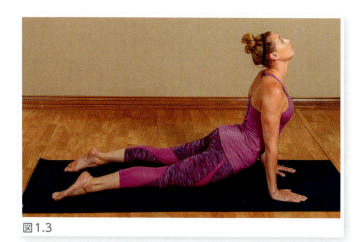

図 1.3

筋肉
上腕三頭筋、棘下筋と小円筋、菱形筋、僧帽筋、大腿四頭筋、大殿筋

1. 腹ばいになり、肩の下に手をつく。
2. 息を吸いながら、腕が伸びきるまで胸を起こす。
3. 足の甲を床につける。
4. 大腿四頭筋を締めて膝を床から浮かし、脚をまっすぐ伸ばしておく（図1.3）。
5. 肩を下げて後ろに引き、耳から遠ざけておく。
6. 左右の肩甲骨を引き寄せて下げる。
7. 肩と手首を垂直にそろえる。
8. 手のひらで床を押しつづけ、肘が曲がらないようにする。
9. 前方を見て、力まずに首を伸ばす。
10. 肩を後ろに押しながら、肩甲骨を押し下げる。
11. 足の甲を床に押し当て、大腿四頭筋を締めて膝を床から浮かし、殿筋も少し締めておく。

安全のアドバイス

下背部を痛めないように腹筋を少し締めておく。下背部や肩に問題がある場合は、代わりにコブラのポーズを行う。

コブラのポーズ　Cobra Pose

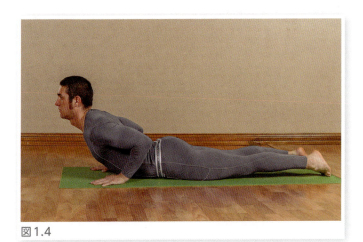

図 1.4

筋肉
腹直筋、大腿四頭筋、縫工筋、大胸筋、三角筋

1. 脚を伸ばして腹ばいになり、腕は体側に伸ばし、額を床につける。
2. 肘を曲げて、胸の横で床に手をつく。
3. 額を床から上げ、手のひらで軽く床を押して、胸を前に押し出しながら起こす（図1.4）。
4. 同時に、大腿四頭筋を締め、足の甲を床に押し当てて脚をストレッチする。
5. ポーズ中は腹筋を締め、尾骨を踵のほうに押し込むようにする。

バリエーション
胸を前に押し出すとき脚を伸ばしたまま床から浮かす。

安全のアドバイス
下背部で折れ曲がらないように尾骨を踵のほうに引き下げる。ポーズ中は背骨を伸ばし、コアを引き締めておく。

下向きの犬のポーズ　Downward-Facing Dog Pose

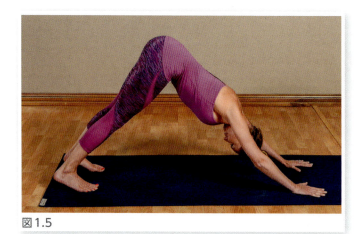

図1.5

筋肉
**上腕三頭筋、棘下筋、小円筋、菱形筋、僧帽筋、脊柱起立筋、腰方形筋、ハムストリング
腓腹筋とヒラメ筋（ふくらはぎの筋肉）、殿筋**

1. 四つんばいになり、つま先を立てる。手は肩の下につく。
2. 息を吐きながら腰を上後方に持ち上げる。
3. 手で床を押して腕を伸ばす。
4. 肩を広げて耳から離す。
5. 首をリラックスさせる。
6. 背骨を伸ばしながら腰を持ち上げる。
7. 踵を下げて、脚をストレッチする（図1.5）。
8. 手を肩幅に離し、人差し指がマットの上辺を向いていること。
9. 指はしっかり開く。

バリエーション
　ハムストリングが硬くて背骨が丸くなる人は、両膝を軽く曲げて骨盤を傾けると尾骨が天井を向く。手のひらで床を押し、腰を持ち上げて背骨を長くすることを意識する。

安全のアドバイス
　過伸展（関節がロックされるまで伸ばす）にならないように気をつける。このポーズでは肘と膝が過伸展になりやすい。

ストレスを減らし、集中力を高め、緊張をほぐす

　トレーニングは体に自然なストレスをかけますが、それはよいストレスです。運動すると、日常生活のストレスを抱え込まずに解消しやすくなります。ただし、トレーニングが職業の一部であるとか、自分に過大な期待をかけるほどスポーツに真剣であるという場合は、運動がストレス解消どころかストレスの元凶になりかねません。アスリートがこうしたストレスを乗り切る助けになるのがヨガです。まず、ヨガマットの上で不慣れなポーズやストレッチをこなしていくうちに、実際にストレスレベルが下がります。ストレスにさらされるとストレスホルモンのコルチゾールが分泌されますが、ヨガの一連の動き、ポーズ、深呼吸に取り組むと、コルチゾール値が下がり、ヨガの後はリラックスした軽やかな気分になります。

　ヨガでアスリートのストレスが軽減される理由はもう1つあります。ポーズに集中しなければならない、つまり過去や未来を考えるのではなく、今ここに在る必要があるからです。難しいポーズが出てくると、最初はやりたくないなとしりごみするかもしれません。しかし、そのポーズに挑戦してみると、集中するあまり何もほかのことは考えなかったと気づきます。これこそがヨガ。人を今この瞬間に集中させてしまうのです。

　最後にもう1つ、ヨガがストレスを軽減し、今この瞬間に生きる練習になる理由は、呼吸に集中するからです。ヨガの呼吸について詳しくは次章で述べます。ひとまず、座って呼吸に集中することから始めましょう。練習が必要ですが、一心に集中すると心が静まり、体内のストレスが軽くなります。静かに心を落ち着かせる練習や瞑想の練習には、安楽座のポーズが最適です。

安楽座のポーズ　Seated Cross-Legged Pose

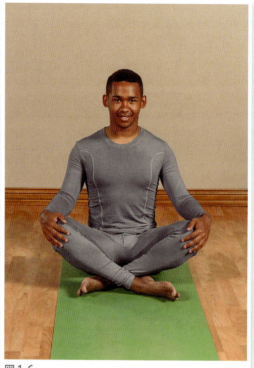

図1.6

筋肉
腰筋、腰方形筋、脊柱起立筋、菱形筋、広背筋、腹直筋

1. 床に座る。
2. 両膝を曲げて、足首を交差させる。
3. 背骨を頭頂まで伸ばして座る。
4. 肩の力を抜き、肩を耳から遠ざける。
5. 手を膝に置く(図1.6)
6. 前方を見て2-10分間座る。

バリエーション
　このポジションがつらいなら、お尻の下にヨガブロックを置くか毛布を敷いて高くすると楽になり、背骨を伸ばしておける。

安全のアドバイス
　このポーズでよくある問題は膝がつらいこと。足を前にずらして足裏を合わせると膝と股関節の距離が離れて楽になる。

あまり使わない筋肉を強化する

　トレーニングルーチンは、自分の種目にとって重要な領域を強化する内容になりやすいものです。それどころか、まじめなアスリートの大半は、パフォーマンスに影響する筋肉の改善に専念したいと考えます。しかし、体はつながっているということを忘れてはなりません。ある領域を無視すれば、弱く、アンバランスな体になります。そのまま酷使すれば、体のアンバランスが靭帯や関節の痛みを引き起こし、そこからもっと深刻なけがに至ることもあります。

　アスリートは練習中たくさん体を動かしますが、実際に体重の大部分を支え、動きの大半を担っている小さい領域のことは忘れがちです。本書のポーズ構成は体の全領域がまんべんなくターゲットになるようになっており、特に第8章では小さい筋肉を扱います。ここでは、手首のストレッチを紹介します。アスリートに軽視されることが多い、小さい筋肉や関節の重要性を思い出していただけるでしょう。ヨガだけでなく、スポーツやトレーニングでも手首の可動性がよくなるポーズです。

手首のストレッチ　Wrist Stretch

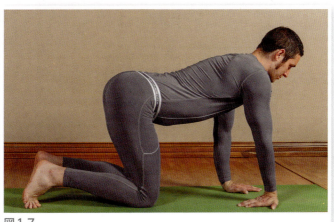

図 1.7

筋肉
方形回内筋、橈側手根屈筋、尺側手根屈筋、腕橈骨筋、短掌筋、浅指屈筋

1. 四つんばいになる。
2. 肩と手首、股関節と膝を垂直にそろえる。
3. 右手を時計回りに回転させて、指が右膝を指すようにする。
4. 手のひらを床に押し当てる。
5. 右肘が曲がらないようにし、右肩を後ろに引いて耳から遠ざけておく。

（次ページにつづく）

手首のストレッチ (つづき)

6. 手のひらはしっかり床に押し当てておく。
7. 前腕にストレッチを感じるまで、腰をゆっくり踵のほうに動かす（図1.7）。このポジションを5-10呼吸ホールドする。
8. 腰を前に動かして元に戻る。
9. 左側も同様に行う。左手は半時計回りに回転させる。

バリエーション

正座して合掌し、手のひらを押し合わせる。ゆっくり手首を下げて、肘を上げる(図1.8)。

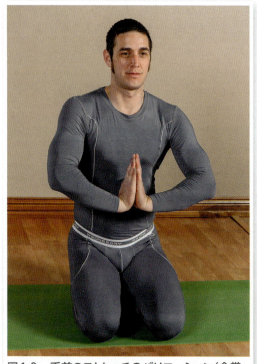

図1.8　手首のストレッチのバリエーション（合掌のポジション）

安全のアドバイス

手首に心地よいストレッチを感じる範囲で行う。痛みがあるならストレッチしすぎ。

コアを鍛える

どのスポーツでもトレーナーやコーチはコアの運動をトレーニングに組み込んでいます。ヨガでは、常に体幹全体の基盤であるセンターの筋肉が重視されてきました。コアの筋肉というのは、体前面の腹筋、俗に言う「シックスパック」だけではありません。図1.9に示すように下背部、股関節周辺の筋肉、背骨を支える領域全体も含まれます。

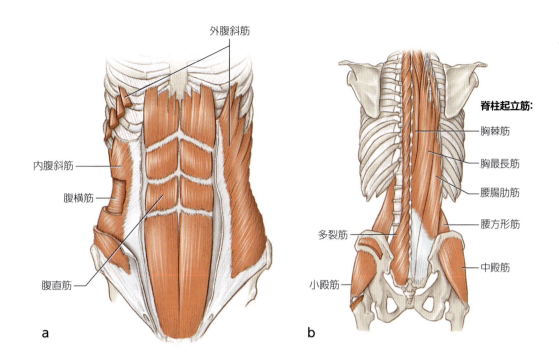
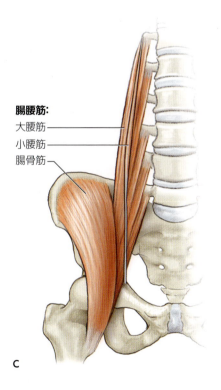

図1.9　コアの筋肉：(a) 腹筋 (b) 後面表層のコアの筋肉 (c) 前面表層のコアの筋肉

3層の筋肉がコアを構成しています。表層の腹筋は、胸郭から骨盤までの体を動かします。体幹側面にある腹斜筋は、スポーツに多いひねる動作に不可欠です。深層の腹筋は、内臓を支えています。3層すべてが強く、協力して働かないとバランスのとれた効果的なヨガの練習になりません。

　強いコアは下背部を保護し、けがを減らします。瞬発的な脚力を発揮するためのパワーを脚に与えるのもコアです。それだけでなく、コアの強さは、あらゆるスポーツにパワー、安定性、バランスを与え、パフォーマンスを高めます。だから誰にとっても重要なのです。ヨガの練習をフルに行うとコアの筋肉がすべて鍛えられます。ポーズやストレッチをホールドするために必要なバランスをとるには最深層の筋肉を使うからです。舟のポーズなど、直接コアをターゲットにするヨガのポーズもあります。このポーズをやってみると、パフォーマンスにとってコアがどれだけ重要かわかります。

舟のポーズ　Boat Pose

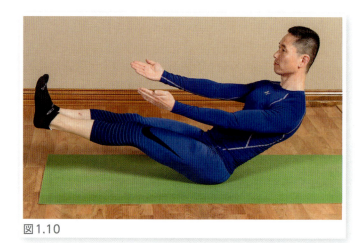

図1.10

筋肉
腰筋、恥骨筋、縫工筋、大腿直筋、腹直筋、内転筋、大腿四頭筋、脊柱起立筋、腰方形筋、僧帽筋 菱形筋

1. マットの上に座る。
2. 膝を曲げてマットに足をつく。
3. 手で太ももを抱える。
4. 腕が伸びるまで上体を後ろに倒す。
5. さらに上体を倒して足をマットから上げる。坐骨のすぐ後ろの部分でバランスをとる。

6. へそを背骨のほうに引っ込めてコアを引き締めながら、ポーズをホールドする。
7. 脚を伸ばす (図1.10)。
8. 胸を張って背骨を伸ばし、コアを引き締めておく。
9. 前方を見る。

バリエーション

同様にポーズに入るが、脚を伸ばさずに膝を曲げたままにする。

安全のアドバイス

胸を張り、へそを引っ込めるとコアがしっかりし、下背部を痛めない。胸を張ると猫背予防にもなる。猫背は痛みや使い過ぎによるけがの一因になることがある。

眠りを改善する

　心に次々と考えが去来するとリラックスできないばかりか、眠れなくなり、不眠症になることさえあります。眠れぬ夜は誰にとっても厄介ですが、競技を控えたアスリートには特にダメージを与えます。夜よく眠れることはトレーニングと同じくらい重要です。不眠症の特効薬的な解決策はありませんが、リラックス法を学ぶことはできます。リラックスも筋肉の使い方のように1つのスキルであり、ヨガで体にリラックスを教えることができます。まず、ヨガの練習中にポーズに集中することで、頑張ることとリラックスの違いを心と体が理解できるようになります。そのうち、リラックスしようと意識すると、リラックスせよという指令に筋肉が反応するようになります。このスキルはヨガをしているときも、していないときも、つまり、安眠するためのベッドでも有効です。

　もう1つ、ヨガの呼吸も眠りを改善します。ヨガの練習中はずっと意識的に呼吸しながらポーズに入り、ポーズをホールドし、練習の最後にはクールダウンの呼吸もします。リラクゼーションの呼吸をするには、まず深呼吸します。ゆっくり、長く、なめらかに息を吸って、吐きます。5-7秒で吸って、5-10秒で吐きます。呼吸のリズムができたら、その流れを1分以上、完全にリラックスして眠る準備ができたと感じるまでつづけてください。このリズミカルな呼吸は、最高のパフォーマンスを発揮できるように試合前に心を落ち着け、リラックスするためにも、就寝前にも使えます。ヨガのセッションは必ずリラクゼーションのポーズ (サンスクリット語で「屍のポーズ」という意味のシャヴァーサナ [savasana] とも呼ぶ) で終わります、このポーズでリラクゼーションのテクニックを練習して、日常生活や眠りの改善に役立てましょう。

リラクゼーションのポーズ Relaxation Pose

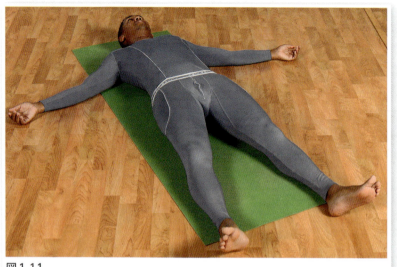

図1.11

筋肉

なし。完全にリラックスすること。

1. マットの上で仰向けになる。
2. 脚を伸ばして力を抜き、足は自然に横に倒す。
3. 腕を横に広げ、手のひらは上に向ける（図1.11）。
4. 目を閉じる。
5. 体の緊張を解き放つ。
6. 自然に呼吸する。
7. 雑念は無理に払わなくてよいが、考え込まない。浮かんでは消えるにまかせながら、リラックスを意識する。

バリエーション

背中が痛くなったら、両膝を曲げ、足を腰幅以上に離してマットにつき、膝を閉じて力を抜く。仰向けに寝るのがつらければ、安楽座のポーズで行う方法もある。

ヨガの安全性

ヨガは競技ではありません。競争が人生という競技スポーツのアスリートには特にわかりにくい概念かもしれません。しかし、ヨガマットの上では、他人と競うのではなく、自分の体に意識を向けなければなりません。自分自身と競争したくなる衝動にも抵抗しなければなりません。無理はせず、現状の自分に集中することが大切です。第2章で説明するブロックやストラップな

ど、安全にポーズをとれるように補助する用具をためらわずに使いましょう。

　ヨガクラスの前や途中で水分を補給することをも大切です。さもないと頭がクラクラしたり、めまいがしたりするかもしれません。水をそばに置いて、いつでも飲めるようにしてください。ヨガのポーズは見かけによらず難しいことがありますから、アスリートであっても水分補給には気をつける必要があります。どのスポーツの鍛錬もそうであるように、ヨガのポーズでも正しいフォームがけが予防になります。解説をよく読み、写真を見て、すべてを正しく行ってください。

　最後に、ヨガ中に疲労やめまいを覚えたら、子どものポーズでしばらく休みましょう。このポーズは、心身全体の元気を回復させ、自分自身を見つめることができるポーズです。

チャイルドポーズ　Child's Pose

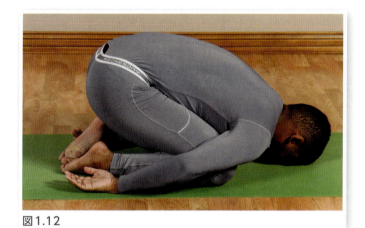

図1.12

筋肉
広背筋、脊柱起立筋、大殿筋

1. 四つんばいになる。
2. 足の親指を合わせ、膝は離す。
3. お尻を踵に落とす。
4. 力を抜いて額を床につける。
5. 腕を後ろに回し、手のひらは上に向ける(図1.12)。

バリエーション
　膝を閉じて、腕を前方に伸ばす。こうすると、背中がストレッチされ、肩が前方に伸ばされながらリラックスする。このポーズで膝が痛ければ、安楽座のポーズになるか、壁に脚を上げる。

安全のアドバイス
　膝の痛みを我慢しない。膝がつらいなら、必要に応じてポーズを修正するか、安楽座のポーズや壁に脚を上げるポーズを練習する。

まとめ

　ヨガは、スポーツトレーニングを補完する優れた方法です。プロ・アマ問わず、ヨガはアスリートの現在のパフォーマンスを高め、選手生命を長くする助けになります。本章のポーズは、ヨガでトレーニングが充実することを紹介するためのサンプルにすぎません。これから体系的な練習に入っていきます。まず第2章と第3章で、ヨガを始めるときの基本ウォームアップと上級者向けウォームアップを説明します。すべてのヨガの練習がそうですが、これは旅のようなもの――そう、アスリートのパフォーマンスをレベルアップするというゴールに向けた旅なのです。

2

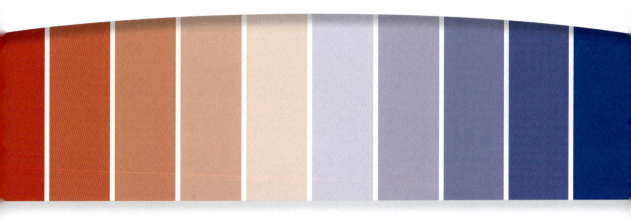

ヨガを始める準備

　ヨガでスポーツパフォーマンスのレベルアップが可能だとわかっていただけたら、準備にとりかかりましょう。本章のポーズを始めるにあたり、けが予防のために正しいフォームを意識してください。アスリートは筋肉が発達していますから、柔軟性が必要なポーズが難しいかもしれません。正しいフォームを保ちながらポーズに入るのが難しければ、図2.1に示す補助用具（ヨガプロップ）を使ってみましょう。プロップの役割は、支える面を床より高くしたり、すべらないようにしたりするほか、四肢の延長として使ったり、クッション性で体を保護したりすることです。

　必要に応じて用意するものは次のとおりです。

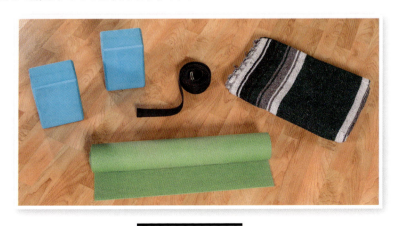

図2.1　ヨガプロップ

ヨガマット

マットを敷くと、そのグリップ性で手足がすべりにくくなり、ポーズが安定します。さまざまな厚みのマットがあります。クッション性の高い厚めのマットを好む人も、マットの下の床面を感じる薄いマットを好む人もいます。ただし、クッション性が高いとバランス系のポーズはとりにくいことがあります。実際に試して好みのマットを見つけてください。2枚のマットを重ねて自分にとって最適な感触にする方法もあります。

新しいマットがすべりやすいときは、バスタブに少量の洗剤を溶かしてマットを洗い、洗剤が残らないように酢と水ですすぎます。水に重曹を溶かして洗う方法もあります。洗濯機で洗えるヨガマットもあります。洗濯機で洗うなら、マットが傷まないように脱水の前に取り出し、つるして干します。

マットはいつも清潔に保ちましょう。菌が繁殖したり、汗の油分が蓄積したりしないようにトレーニングが終わるたびに拭いてきれいにすることをおすすめします。市販のヨガマットクリーナーをマットにスプレーして、清潔なタオルで拭きます。専用クリーナーの代わりに少量のマイルドな洗剤、酢、水をスプレーボトルに入れたものでもよいでしょう。きれいになったら次回の準備完了です。マットの素材によっては洗浄剤を選びます。マットのメンテナンスについてはメーカーに確認してください。

ヨガブロック2個

練習を始めてすぐには、ポーズをとるためにストレッチしても、筋肉が硬くて床に届かないこともあります。これでは正しいポーズにならず、アライメントが崩れ、せっかくのヨガのよさもだいなしになってしまうかもしれません。こういうときはブロックが役に立ちます。床を底上げすることになり、筋肉をゆっくりとストレッチしていくことができるからです。

ブロックの素材はたいてい発泡プラスチックかコルクです。木製や竹製もあります。一般的なサイズは、7.6cm×15.2cm×22.8cmです。置き方を変えれば、柔軟性に応じて3通りの高さで使えます。発泡プラスチック製のブロックが最も軽量で、どこのヨガスタジオでも見かけます。

ブロックがなければ、重ねた本や家具など、手やお尻の重さを支えられるもので代用してください。

ヨガストラップ（ヨガベルト）

ブロック同様、ストラップはストレッチしてポーズに入るとき正しいフォームの維持を補助する用具です。ストラップを手や足に巻きつけると、屈曲やねじりのポーズで背骨を伸ばしながら肩や股関節を開くというフォームを整えられます。

ヨガストラップの一般的な長さは1.8mですが、背が高い人は2.4mか3mのものを使う必要があるかもしれません。長いストラップは、バスケットボールやアメリカンフットボールの選手など、特に長身のアスリート、体格の大きいアスリート向けです。

ヨガストラップの端には留め具があり、ストレッチをホールドするときに固定できるようになっています。留め具で多いのはプラスチックのクリップか金属のD環です。どちらも機能は同じ、好みの問題です。
　ヨガ用のストラップを持っていなければ、ねじったタオルやベルトで代用できます。

5cmのブロック、ボルスター（長枕）、毛布

　股関節が硬い人は、床に座ると下背部が湾曲して、仙骨を緊張させてしまうことがよくあります。坐骨を少し高くすると、この緊張がやわらぎ、下背部に負担をかけずに前屈してハムストリングをストレッチできます、坐骨を高くする手軽な方法は、5cmのブロックかボルスターの上に座ることです。折りたたんだ毛布やタオルを敷くだけでもかまいません。
　本書の写真には、こうしたプロップの使用例がいろいろあります。必要ならば、どのポーズでも気軽にプロップを使いましょう。すぐに自分の体がわかるようになり、プロップを使うべき場合を自分で判断できるようになります。目標は正しいフォーム、これを忘れないでください。プロップの有無は重要ではありません。

すべては呼吸から始まる

　呼吸はスポーツパフォーマンスの中枢を占め、アスリートは、意識しているかどうかはともかく、この事実を本能的に知っています。テニス選手がボールを打つとき、息を吐けばストロークのパワーが最大になり、長距離のスイマーやランナーはリズミカルな呼吸で前進します。この原則はすべてのスポーツに当てはまります。トレーニングを積んだアスリートなら、わざわざ考えなくても呼吸を使いこなすことが身についています。

> ### ピーター・フルッケ
> **マラソンランナー、自転車選手**
>
> 　私がヨガを始めたのは何年もトレーニングやレースをしてからで、柔軟性を高め、マラソンや自転車のトレーニングから早く回復することが目的でした。それに劣らずヨガの呼吸とリラクゼーションに価値があると知って驚きました。マラソン（ボストン含む）を4度と補給サポートなしのタンデム自転車による全米走破を2度経験して以降、ヨガのない生活は想像できません。

　ヨガの重要な要素の1つは、呼吸を意識し、呼吸をコントロールしてパフォーマンスを高めることです。ヨガでは、呼吸のコントロールを練習することを「プラーナヤーマ」（pranayama）と呼びます。これはサンスクリット語で「呼吸の拡張」という意味ですが、「生命力の拡張」とい

う意味でもあり、呼吸は生命力の中心であるという事実に説得力を与えています。ヨガの練習で意識的に呼吸をコントロールすれば、呼吸がパフォーマンスにどれだけ影響を与えるか気づくのに時間はかからないでしょう。そして、その知識と筋肉——呼吸という記憶はスポーツにも生かせます。

　激しい活動や深いストレッチをしているときは、筋肉運動に集中するあまり息を止めてしまいがちです。しかし、本来集中するべきはパフォーマンスの燃料となる深く、完全な呼吸なのです。呼吸は体に酸素を供給し、酸素は細胞や筋肉が栄養をエネルギーに変換するために使われます。筋肉の栄養は血流によって運ばれ、また筋肉組織から老廃物を除去するのも血流です。この流れが身体組織の再生や回復に必要なエネルギーを生み出します。呼吸によってスタミナや持久力がつき、スポーツパフォーマンスが向上するのです。

　ヨガにはいろいろな呼吸法がありますが、ウジャイー呼吸(ujjayi、サンスクリット語で「勝利」の意) という意識的な呼吸法が特にアスリートにおすすめです。どのレベルのヨガ実践者でも学びやすい呼吸法でもあります。

　練習してみましょう。背骨をまっすぐにして床に座り、脚を交差させます(股関節が硬くて、この姿勢がつらいときは、ブロックか折りたたんだ毛布の上に座り、膝より股関節を高くすれば背骨を伸ばせる)。鼻から息を吸って、口を開けます。口から息を吐きながら、静かに「ハー」とささやくような音を出します。声帯を通過する空気の振動を感じましょう。これを何回か繰り返して音と呼吸を練習します。この感覚をつかんだら次に進みます。

　今度は完全なウジャイー呼吸をやってみましょう。鼻から息を吸い、口を開けて息を吐きはじめます。息を吐く途中で口を閉じますが、「ハー」の音は出しつづけます。呼吸の流れと、吸うときも吐くときもウジャイー呼吸の音をつづけます。練習すれば、この呼吸の音と流れに慣れて、何の努力もせずにウジャイー呼吸を使えるようになります。

　呼吸音を出せるにようになったら、次は呼吸の正しいフォームを意識しましょう。理想的な深呼吸は肺の底部にある強い筋肉、横隔膜から始まります。息を吸うときは、まず横隔膜を下げることに集中します。実際は肺の下部に空気が入りますが、空気が腹部を満たすようなつもりで行います。次に空気を胸郭下部に入れ、最後に胸郭上部に入れます。息を吐くときも、横隔膜から始め、横隔膜を収縮させて肺から、胸郭下部から空気を押し出します。空気は胸郭上部を通り、のどを通り、空気がのどを震わすときにウジャイー呼吸の音とともに出ていきます。ポーズを練習しているときは、この呼吸法を使うことに集中してください。すぐに自然にできるようになります。横隔膜が強くなり——横隔膜も結局は筋肉ですから——呼吸がスポーツパフォーマンスを高めてくれるでしょう。

ウォームアップエクササイズとストレッチ

　ヨガがアスリートにもたらす効用のなかでも特に重要なことは、筋肉をしなやかに保つための柔軟性です。ほとんどの人はストレッチをホールドする時間が足りません。それでは効果が出ません。ストレッチをホールドすると筋肉が伸び、その結果、筋肉の柔軟性が増し、関節可動域が広がります。ストレッチは20秒からたっぷり1分ホールドしてください。筋肉が硬く、ストレッチでリラックスできるなら、もっと長くてもかまいません。ずいぶん長い時間のようですが、筋肉の伸張ではなくウジャイー呼吸に集中すれば、より効果的です。ストレッチをホールドする時間が短くならないように呼吸を数えるアスリートもいます。

　ストレッチするときは、はずみをつけてはいけません。はずみをつけると柔軟性が改善しないばかりか、筋組織に微細な裂傷ができて、それが治る過程で筋肉に瘢痕組織が形成される恐れがあります。瘢痕組織ができると筋肉の痛みが増したり、柔軟性が乏しくなったりすることがあり、せっかくよいことをしても帳消しになってしまいます。ですから、ストレッチをそのままホールドし、深く呼吸しましょう。

　次に紹介するのは基本的なヨガの準備運動です。これらのウォームアップは、もっと本格的な練習に入る前に体を目覚めさせ、トレーニングを始める時間だと安全に体に教える役割を果たします。

片脚のハッピーベイビーのポーズ　Half Happy Baby Pose

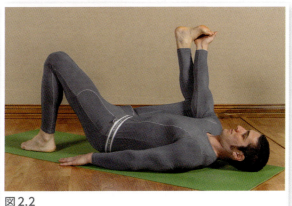

図2.2

筋肉
曲げている脚の大殿筋とハムストリング、伸ばしている脚の屈筋、腰筋、縫工筋、長・短内転筋大腿直筋、恥骨筋

1. 仰向けになる。
2. 片膝を胸に引き寄せ、膝を曲げておく。反対側の足を床につく。
3. 曲げた脚の内側に腕を伸ばす。

（次ページにつづく）

ヨガを始める準備　**25**

片脚のハッピーベイビーのポーズ (つづき)

4. 足の甲側から手を伸ばして、足の外側をつかむ。
5. 足を天井のほうに上げる。
6. 上げた足を手で引き下げて、膝を床に近づける。膝は肩より外側にする(図2.2)。
7. 反対側の脚は踵までまっすぐ伸ばし、足をフレックスにしてハムストリングで床を押す。
8. このポーズを5-10呼吸ホールドする。
9. 反対側も同様に行う。

バリエーション

股関節と股関節の屈筋がとても硬い人は、足の母指球にストラップをかけ、ストラップを引き下げて、膝を肩の横に近づける。反対側の脚は膝を曲げて、足を床につく。

安全のアドバイス

過去のけがで膝に問題がある人は、膝に痛みがないか確認する。痛むなら、足を押し下げずに膝を胸に抱えるだけにして、反対側の脚は床に伸ばす。

仰向けの背骨ツイスト　Supine Spinal Twist

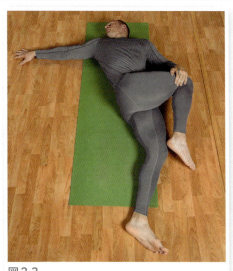

図2.3

筋肉
大殿筋、中殿筋、大腿筋膜張筋、ハムストリング
大胸筋、上腕二頭筋、上腕筋

1. 背中のウォーミングアップは重要、特に生まれつき背中が硬い人や背中が少し痛む人にとっては重要。背骨ツイストは、背中の筋肉を目覚めさせ、背骨の柔軟性を改善するのにぴったりなエクササイズ。
2. 仰向けになる。
3. 右膝を胸に引き寄せる。
4. 右腕を横に広げて床に伸ばす。
5. 左手を添えて右膝を左の床のほうに倒しながら、右尻を床から上げる。
6. この姿勢を崩さずに顔は右に向ける。右腕はできるだけ床から浮かないように伸ばし、少なくとも手のひらか甲が床に触れているようにする(図2.3)。
7. このポーズを5呼吸ホールドする。
8. 同様に左脚でツイストする（顔は左に向ける）。

バリエーション

膝を胸に抱え、無理のない範囲で胸にしっかり引き寄せる(図2.4)。

安全のアドバイス

背中に痛みがある場合、このポーズは避ける。代わりに、片膝ずつ胸に抱える。

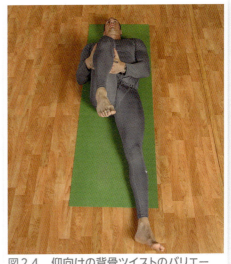

図2.4 仰向けの背骨ツイストのバリエーション

キャットアンドカウ　Cat／Cow

筋肉
腹筋、脊柱起立筋、腰方形筋、僧帽筋

1. 四つんばいからスタート。手は肩の下、膝は股関節の下につく。
2. 息を吸いながら、背中を反らせて顎と尾骨を天井のほうに上げる(図2.5a)。
3. 息を吐きながら、尾骨を引き下げ、へそを見るように背中を丸める。手のひらで床を押して腕を伸ばしておく(図2.5b)。
4. 呼吸に合わせて動く。背中はもちろん、首と股関節のウォームアップにもなるエクササイズ。この背骨の動きは前屈や後屈のポーズの準備として適している。

安全のアドバイス

背中に痛みがある場合は、ゆっくり動いてみる。息を吸って背中を反らせるとき、背中を痛めないように腹筋を少し締めておく。

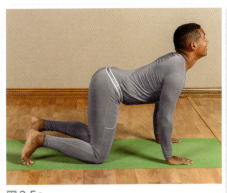

図2.5a

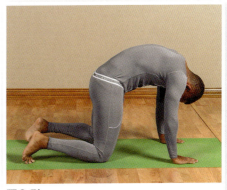

図2.5b

ヨガを始める準備

背骨のローリング　Spine Rolling

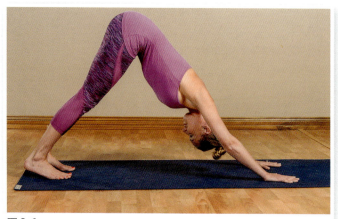

図 2.6a

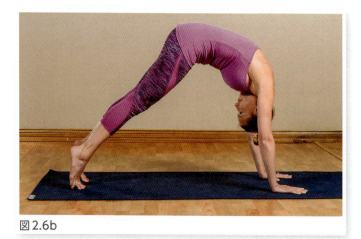

図 2.6b

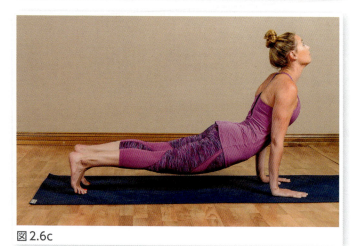

図 2.6c

筋肉
上腕三頭筋、ハムストリング、腓腹筋、ヒラメ筋、腰方形筋、脊柱起立筋、僧帽筋、腹筋、胸筋

1. 背骨のローリングは、呼吸に合わせた流れるような動きで全身をウォームアップする総合的なエクササイズ。
2. 下向きの犬のポーズからスタート（第1章参照、図2.6a）。
3. 踵を高く上げ、顎を胸に引き寄せる（図2.6b）。
4. 息を吐ききる。
5. 息を吸いながら、尾骨を引き下げ、背骨を反らせていき上向きの犬のポーズになり（第1章参照、図2.6c）、顎をやや上げる。
6. 息を吐きながら、顎を胸に引き寄せて背骨を丸め、下向きの犬のポーズに戻る。
7. 呼吸に合わせて交互にポーズをとる。3-6回。

バリエーション
　下向きの犬のポーズから、肩を手首の上に移動させて腕を伸ばした腕立て伏せの姿勢（板のポーズ）になる。腰を落とし、手で床を押して腕を伸ばし、胸を起こして上向きの犬のポーズになる。別のオプションとしては、下向きの犬のポーズのまま、踵をできるだけ床に押し当てるという方法もある。

安全のアドバイス
　肩や下背部に痛みがある場合は、バリエーションのほうを行う。この動きには上半身の強さが必要なので、背中と肩の動きに気をつけ、無理はしないこと。

まとめ

　これで基本的なヨガの知識が身についたと思います。本章では、ヨガプロップの使い方、呼吸法、軽いウォームアップポーズのやり方を説明しました。紹介したシンプルなストレッチは、筋肉を温め、筋肉にこれからトレーニングが始まることを教えるものです。次の章からは、特にアスリートの体に適したポーズを取り上げます。すでに鍛えた体があり、パフォーマンス向上に意欲的なアスリートのみなさんですから、そろそろ先に進みましょう。常に呼吸を意識することを忘れずに、安全のアドバイスをよく読んでください。それでは全身のウォームアップに入りましょう。

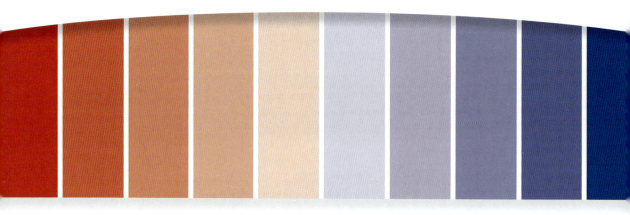

ウォーミングアップ

　第2章では、関節を目覚めさせ、筋肉の準備運動になる軽いポーズを紹介しました。本章では、アスリートのパフォーマンス向上に必要なストレッチの準備として太陽礼拝（サンスクリット語でスーリヤ・ナマスカーラ [surya namaskara]）という連続した全身のポーズを説明します。太陽礼拝は、すべての筋肉のストレッチと強化になり、全身の血流を刺激します。ですから、この連続ポーズで練習を開始することは、いつでも時間をかけるだけの価値があります。

　太陽礼拝はある程度の上半身の筋力を必要としますので、ヨガ初心者は難しいと感じることも多いでしょう。しかし、アスリートは一般に筋力は強いため、動きを覚えてしまえば全体を流すことはできると思います。アスリートにとっては、ヨガで筋力をつけることよりも、柔軟性やバランスを獲得することが重要でしょう。太陽礼拝という全身のシークエンスは、筋肉のウォームアップになるだけでなく、バランスを鍛え、柔軟性を得るためのストレッチングのスタートになります。流れるようにポーズをとっていくことは、スポーツの本質は動きであるという考えからも理にかなっています。

　太陽礼拝を始める前に、ウジャイー呼吸を思い出してください。横隔膜から胸郭、上胸部まで深く呼吸し、波の音のような呼吸音に耳を澄ましながら、流れるように動いていきます。肺を完全に満たしてウジャイー呼吸の効果を余すところなく得るように気をつけてください。シークエンスの最初から最後まで肺と横隔膜を動かしつづけます。呼吸のシークエンスはポーズごと

> ### マイク・ニール
> **NFL（米国プロアメリカンフットボールリーグ）、ラインバッカー**
>
> 私にはビジュアライゼーション（視覚化）がとても効果的でした。プロのアスリートならば、物事が起こる前に視覚化すること、前もってプレイを見通すことができなければなりません。ビジュアライゼーションはポジティブなイメージ環境をつくりやすくしてくれます。私にとって、このビジュアライゼーションはキャリアの成功の重要な一部です。ポジティブなビジュアライゼーションを宇宙に投じるほど、確信が返ってきます！ ビジュアライゼーションと確信は私にとって切り離せない関係です。両者に共通する基本的なテーマは、実際にそうなるところを見ていないものを信じるということです。ヨガはポジティブな環境づくりの助けになっています。ビジュアライゼーションの使い方も教えてくれます。ヨガで深く呼吸し、浮き世の緊張を解くことができたおかげで、平安を得て、心にとってポジティブな環境をつくることができました。「考えを変えれば、人生が変わる」という名言があります。ビジュアライゼーションをできるだけ頻繁にやってみることをおすすめします！

に指示します——あるポーズで吸って、あるポーズで吐く——が、1、2回全体を通せば、自然にできるようになるはずです。統制のとれた呼吸は体の流れをよくする、これを忘れないでください。

アスリートのためのバリエーション

　多くのフローシークエンスで、後ろに移動する（たとえば、板のポーズへ）、前に移動する（たとえば、板のポーズから前屈になるとき）という動作があります。腕の筋力をつける、あるいは腕の筋力を使ってバランスを鍛えるには（多くのアスリートがそうするように）、足を後ろにずらして板のポーズになったり、前に踏み出して両手の間に足をもってきたりするのではなく、ジャンプして、そのポジションになる方法もあります。ジャンプバックやジャンプフォワードでは骨盤を宙に浮かす必要があり、手に体重がかかります。ジャンプして手に体重をかけるときは、肩をしっかり安定させてください。

　図3.1は肩の上に股関節がある正しいアライメントです。肩を痛めるリスクを最小限に抑えます。息を吐いて骨盤を持ち上げ、このポジションになるときはコアを引き締めることに注意してください。

ジャンプフォワード Jumping Hips Up

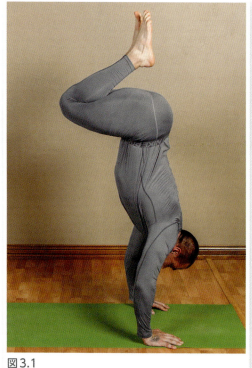

図 3.1

筋肉
上腕二頭筋、三角筋、僧帽筋、大・小胸筋

1. 下向きの犬のポーズからスタート。
2. 足をそろえる。
3. 両足を一歩前にずらして手に近づける。
4. 膝を深く曲げる。
5. 両手の間を見る。
6. 息を吐ききる。
7. 足を踏み込んで骨盤を肩の上に高く持ち上げながら前にジャンプする（図3.1）。
8. 指先でマットをつかむ。
9. 肩を広げる。
10. ゆっくりと足を両手の間に下ろす。

バリエーション
ジャンプする代わりに、両足を両手の間に移動させるだけにする。

安全のアドバイス
ジャンプの練習をしない場合はバリエーションのとおり。

太陽礼拝A

太陽礼拝は、呼吸に合わせて流れるように動くシークエンスで、全身の筋肉を使い、練習に備えて体温を上げる効果があります。4-6セットの太陽礼拝を行って体を十分にウォームアップするのはいつでもおすすめです。太陽礼拝にはいくつかのバリエーションがありますが、アスリートは太陽礼拝Aから始めるとよいでしょう。

筋肉

前鋸筋、菱形筋、大胸筋、小胸筋、三角筋、上腕三頭筋、棘下筋、小円筋、腹直筋、腹横筋、大殿筋小殿筋、脊柱起立筋、僧帽筋、ハムストリング（半腱様筋、半膜様筋、大腿二頭筋）
ふくらはぎ（腓腹筋、ヒラメ筋）、腰筋、大腿四頭筋（大腿直筋、外側広筋、中間広筋、内側広筋）
腰方形筋

1. 山のポーズからスタート（図3.2）。足の親指を合わせ、踵はやや離して立つ。体重を足裏全体に均等にかける。膝は過伸展を避けるために関節がロックされるまでは伸ばさない。股関節、膝、足首を一直線にそろえる。尾骨を両踵の間に落とし、胸郭をやや引っ込めて下げる。肩を後ろに引き、肩甲骨を下げる。背すじを伸ばして立ち、腕は体側に下げて手のひらを前に向ける。頭頂までまっすぐ伸び、天井からひもで吊るされているイメージで。このポーズを3呼吸ホールド。

   バリエーション：足の親指を合わせると不安定になるなら、足を腰幅くらいまで離してよい。背中が丸くなるようなら、踵を壁につけて立ち、壁に寄りかかる。肩を壁に押し当て、肩甲骨を下げる。尾骨を踵のほうに下げ、胸郭を体の中心線のほうに少し引き込む。後頭部を壁につけ、腕を下げて手の甲を壁に軽く押し当てる。頭頂までまっすぐ伸びる。

   安全のアドバイス：膝の過伸展を避ける（関節をロックしない）。

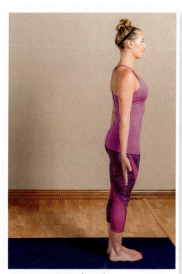

図3.2　山のポーズ

（次ページにつづく）

太陽礼拝A (つづき)

2 山のポーズから、腕を頭上に伸ばした山のポーズになる（図3.3）。山のポーズからスタート。息を吸いながら、両腕を頭上に上げて手のひらを合わせる。そのままホールドする。1呼吸。

バリエーション： 腕を体側に下げておく。

安全のアドバイス： 膝の過伸展を避ける。

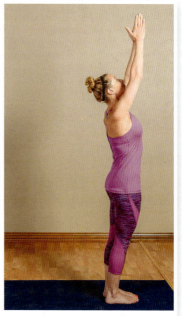

図3.3　腕を頭上に伸ばした山のポーズ

3 腕を頭上に伸ばした山のポーズから、前屈する（図3.4）。息を吐きながら、股関節で折れて腕と胸を前に伸ばす。背中を丸めないこと。床のほうに前屈し、脚を伸ばしたまま、首の力を抜いて胸を太ももに近づける。手は足の横につく。このポーズを1呼吸ホールド。

バリエーション： 前屈する前に膝を曲げる。前屈したら、腕を脚に回して抱える。脚を伸ばし、お尻を天井のほうに突き上げるようにするとハムストリングがしっかりストレッチされる。

安全のアドバイス： 腕を前に伸ばしたとき背中を痛めないように気をつける。背中に負担をかけないようにするには、手を太ももに置いて、両膝を深く曲げたまま、ゆっくり前屈する。最後に両腕を脚に回す。

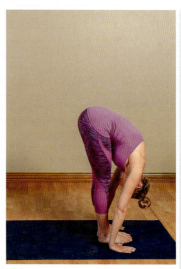

図3.4　前屈

4 前屈から、フラットバックになる（図3.5）。息を吸いながら、上体を途中まで起こして背中を平らにする。脚を伸ばしたまま、指をつま先の前につき、背骨と胸を前に伸ばす。肩甲骨を下げる。鎖骨を広げ、背骨を前に伸ばせるように肩を下げて耳から遠ざける。このポーズを1呼吸ホールド。

バリエーション：ハムストリングが硬くて背中を平らにしておけない場合、手をすねに置くか、2つ並べたブロックに手をつく。こうすると背中を平らにしたまま背骨を前に伸ばしやすくなる。視線はまっすぐ前に向ける。これでもまだハムストリングが緊張する場合、両膝を軽く曲げて平らな背中を保つ。

安全のアドバイス：背中の痛みを予防するには膝を曲げたまま行う。

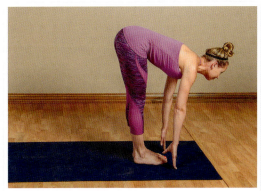

図3.5　フラットバック

5 フラットバックから、板のポーズ（プランクポーズ）になる（図3.6）。手のひらを床につき、両足を後ろにずらして腕を伸ばした腕立て伏せのポジションになる。コアと殿部を締めて体の軸をしっかりと定める。指を広げて手のひらを床に押し当てる。肘が曲がらないようにし、肩を下げて耳から遠ざけておく。踵と頭頂を引っ張り合うように全身を長く伸ばす。1呼吸。

バリエーション：上半身とコアの強さが必要なポーズなので、ホールドするのが難しければ、両膝を床について背骨を伸ばし、肩を耳から遠ざけた姿勢をホールドする。

安全のアドバイス：肩と手首に負担がかからないようにする。痛みがあるなら、代わりに第2章で説明したキャットアンドカウを練習する。

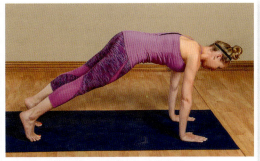

図3.6　板のポーズ（プランクポーズ）

（次ページにつづく）

太陽礼拝A（つづき）

6 板のポーズから、四肢で支える杖のポーズ（サンスクリット語でチャトランガ・ダンダーサナ［chaturanga dandasana］、図3.7）になる。初心者は嫌がり、アスリートは好きなポーズ。理由は同じ。筋トレのポーズだから！ 板のポーズからスタート。息を吐きながら、ゆっくりと体を床に近づける。やや前傾して肩、肘、手首で直角をつくる（図3.7）。肩甲骨を下げて肘を体側にぴったりつけておく。コアを引き締めて体を一直線に保ち、胸やお尻が沈まないようにする。踵を少し後ろに押し、同時に鎖骨を前に引っ張って全身を伸ばす。1呼吸。

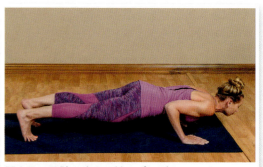

図3.7　四肢で支える杖のポーズ

バリエーション： 床に膝をつき、それ以外は上記の指示に同じ。

安全のアドバイス： 体を一直線に保つ。頭やお尻だけ先に下げないこと。そうすれば、使うべき筋肉が使えるし、肩、手首、背中を痛める心配がない。

7 四肢で支える杖のポーズから、上向きの犬のポーズになる（図3.8）。息を吸いながら、胸を起こして腕を伸ばす。つま先を返して足の甲を床につける。足の甲を床に押し当て、大腿四頭筋を締めて膝を床から浮かし、殿筋も少し締めておく。肩を下げて後ろに引き、耳から遠ざける。手のひらで床を押しつづけ、肘が曲がらないようにする。前方を見て、首の力を抜く。肩甲骨を引き下げる。つまり、肩を後ろに押しながら、肩甲骨を押し下げる。肩と手首を一直線にそろえる。1呼吸。

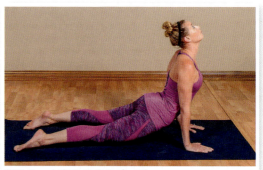

図3.8　上向きの犬のポーズ

バリエーション： このポーズで肩、手首、背骨に負担がかかりすぎるなら、コブラのポーズを行う。腹ばいになる。肩の真下の位置で床に手をつく。肘を曲げて天井

を指すようにする。手のひらで軽く床を押して、胸を前に押し出しながら起こす（45度くらい）。足の甲を床につける。尾骨を踵のほうに引き下げて背中を伸ばし、下背部で折れ曲がらないようにする。

安全のアドバイス： コアを少し引き締めて下背部に負担をかけないようにする。下背部や肩に問題がある場合は、上向きの犬のポーズではなくコブラのポーズがおすすめ。

8 上向きの犬のポーズから、下向きの犬のポーズになる（図3.9）。息を吐きながら、つま先を返して足裏を床につき、腰を上後方に持ち上げる。手で床を押して腕を伸ばす。手を肩幅に離し、人差し指がマットの上辺を向いていること。指はしっかり開く。肩を広げて耳から離す。このポーズでは肩をすくめやすいので、肩を背中の中央に引っ張って対抗する。首をリラックスさせる。しっかりと手のひら全体で均等に床を押して背骨を伸ばし、腰を持ち上げる。脚を伸ばしたら、踵で床を押すか、踵をできるだけ下げて脚をストレッチする。このポーズを5呼吸ホールド。

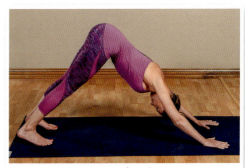

図3.9　下向きの犬のポーズ

バリエーション： ハムストリングが硬くて背骨が丸くなる人は、両膝を軽く曲げる。手のひらで床を押し、腰を持ち上げて背骨を長くすることを意識する。

安全のアドバイス： 過伸展にならないように気をつける。このポーズでは肘と膝が過伸展になりやすい。

9 下向きの犬のポーズから、再びフラットバックになる（図3.10）。息を吸いながら、両手の間に足を踏み出す。足の親指を合わせ、踵はやや離す。指をつま先の前につく。上体を途中まで起こし、背骨を前に伸ばして背中を平らにする。このポーズを1呼吸ホールド。

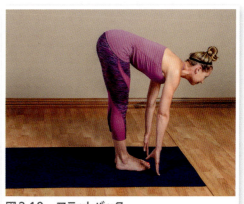

図3.10　フラットバック

（次ページにつづく）

太陽礼拝A（つづき）

10 フラットバックから、再び前屈する（図3.11）。息を吐きながら、股関節で折れて、脚を伸ばしたまま胸を太ももに近づける。手は足の横につく。このポーズを1呼吸ホールド。

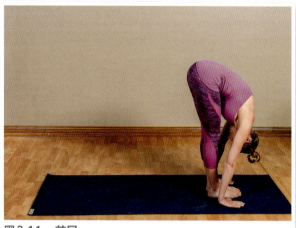

図3.11 前屈

11 前屈から、起き上がって腕を頭上に伸ばした山のポーズになる（図3.12）。息を吸って、腕を横に広げながら上体を起こす。起き上がったとき頭上で手のひらを合わせる。1呼吸。

12 腕を頭上に伸ばした山のポーズから、山のポーズで終わる（図3.13）。息を完全に吐きながら腕を体側に下ろす。1呼吸。

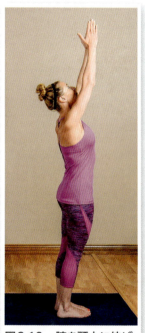

図3.12 腕を頭上に伸ばした山のポーズ

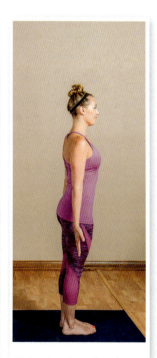

図3.13 山のポーズ

太陽礼拝 B

　太陽礼拝 A を何回か繰り返したら、太陽礼拝 B に進みましょう。太陽礼拝 A と同じように呼吸に合わせて流れるように動きます。太陽礼拝 B は殿筋、コア、脚前面の大腿四頭筋を使うクローズスタンススクワットに似たシークエンスです。太陽礼拝 B でもアスリートのためのバリエーションは A と同じです。プランクの姿勢になるとき足を移動させても、ジャンプバックでもかまいません。

　太陽礼拝は循環しています。ポーズを繰り返し、最後に下向きの犬のポーズになったら、逆の順番で山のポーズに戻ります。シークエンスには体と呼吸の上がり下がりが含まれ、この流れがあるからこそ体が完全にウォームアップされるのです。リズミカルに動き、深く、均等に呼吸して一連のポーズの効果を最大限に引き出しましょう。一般の人にとってはフルトレーニングに相当する太陽礼拝 B ですが、アスリートならばたいていは、ちょうどよい全身のウォームアップになります。

筋肉

大腿四頭筋(内側広筋、外側広筋、大腿直筋、中間広筋)、内転筋、大殿筋、三角筋、小胸筋、前鋸筋
腹直筋、上腕三頭筋、棘下筋、小円筋、菱形筋、僧帽筋、脊柱起立筋、腰方形筋
ハムストリング(半腱様筋、半膜様筋、大腿二頭筋)、ふくらはぎ(腓腹筋、ヒラメ筋)、股関節の屈筋
腰筋、前脛骨筋、小殿筋、大胸筋

1. 脚をそろえて山のポーズからスタート。図3.14のように背すじを伸ばして立つ。

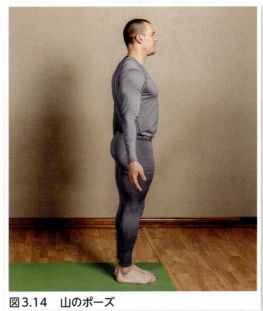

図3.14　山のポーズ

(次ページにつづく)

太陽礼拝B(つづき)

2 山のポーズから、椅子のポーズになる(図3.15)。息を吸いながら、膝を曲げ、椅子に座るように腰を後ろ下に落とす。踵に体重をかけ、つま先はリラックスさせる。腕を上げる。肩幅で耳より少し前に出す。膝を閉じて大腿四頭筋を使うことを意識する。胸を起こし、肩を下げて力を抜き、背中が丸くならないようにする。腰を後ろに落として尾骨を踵のほうに引き下げながら胸を張り、背骨をまっすぐ伸ばして下背部が反らないようにする。1呼吸。

バリエーション：合掌して親指を胸骨に当てる。このポーズではスクワットがポイント。

安全のアドバイス：肩が硬くて首に負担がかかるなら、合掌して腕をリラックスさせる。太ももの間にブロックをはさむと内ももに効く。

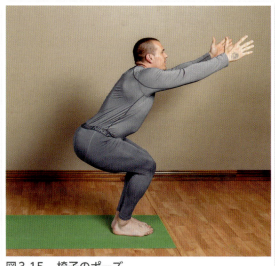

図3.15　椅子のポーズ

3 椅子のポーズから、前屈する(図3.16)。息を吐きながら、上体を折り曲げ、脚を伸ばしたまま胸を太ももに近づける。

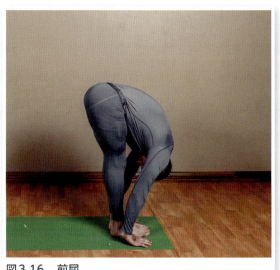

図3.16　前屈

4. 前屈から、フラットバックになる（図3.17）。息を吸いながら、上体を途中まで起こす。手は床につくか、すねに置く。

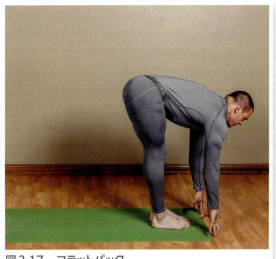

図3.17　フラットバック

5. フラットバックから、板のポーズ（プランクポーズ）になる（図3.18）。息を吐きながら、足を後ろにずらすか、ジャンプバックで板のポーズになる。

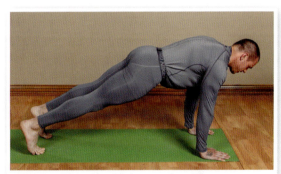

図3.18　板のポーズ（プランクポーズ）

6. 板のポーズから、四肢で支える杖のポーズになる（図3.19）。息を吐きながら、体を床に近づける（途中までか床すれすれまで）。肩を痛めないように、肘を体側にぴったりつけること、背筋と腹筋を使って体を下げることに注意する。負荷を軽くするには膝を床につく。

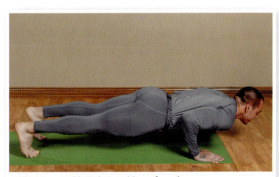

図3.19　四肢で支える杖のポーズ

（次ページにつづく）

太陽礼拝B（つづき）

7 四肢で支える杖のポーズから、上向きの犬のポーズになる（図3.20）。息を吸いながら、つま先を返して足の甲を床につける。手と足で床をしっかり押しながら、胸を起こす。太ももの筋肉を使って太ももを床から浮かし、下背部に負担がかからないようにする。

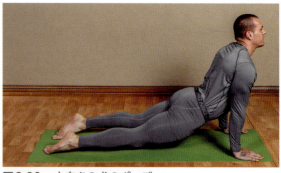

図3.20　上向きの犬のポーズ

バリエーション：コブラのポーズでもよい。腹ばいになる。肩の真下の位置で床に手をつく。肘を曲げて天井を指すようにする。手のひらで軽く床を押して、胸を前に押し出しながら起こす（45度くらい）。足の甲を床につける。尾骨を踵のほうに引き下げて背中を伸ばし、下背部で折れ曲がらないようにする。

8 上向きの犬のポーズから、下向きの犬のポーズになる（図3.21）。息を吐きながら、つま先を返して足裏を床につき、腰を上後方に持ち上げる。手のひらで床を押して背骨を上後方に伸ばす。さあ、ここで太陽礼拝Aにはなかったバリエーションを加えましょう。

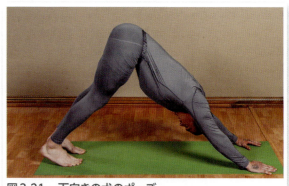

図3.21　下向きの犬のポーズ

9 下向きの犬のポーズから、3本足の下向きの犬のポーズになる（図3.22）。息を吸いながら、右脚を天井のほうに上げる。踵までまっすぐ伸ばして上げ、骨盤を水平に保つか、右の股関節を少し開く（骨盤が左に傾く）。手のひらをしっかり床に押し当て、腕を伸ばす。マットの上辺に対して肩を平行に保つようにする。股関節の屈筋、大腿四頭筋、股関節が硬い人は骨盤を水平に保つのが難しい。脚を上げて、股関節を少し開くと脚を上げやすくなり、よりストレッチできる。右脚を宙に上げて1呼吸。左脚は後で行う。

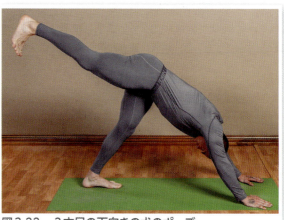

図3.22　3本足の下向きの犬のポーズ

バリエーション：股関節や大腿四頭筋が硬くて脚が上がらない人は、途中まで上げる。

安全のアドバイス：背中を緊張させないこと。そうなるなら、脚を上げずに下向きの犬のポーズのまま息を吸う。

10 3本足の下向きの犬のポーズから、右側の英雄のポーズ1になる（図3.23）。息を吐きながら、右足を前に踏み出して右手の後ろにつき、左踵をしっかり下げる。右膝を曲げて、膝が足首の真上にくるようにする。骨盤はこのポーズの最後まで正面に向けておく。腰骨（寛骨）が前方を照らすヘッドライトのイメージで。足は腰幅程度に離し、綱渡りのように一直線上に並ばないようにすること。息を吸いながら、腕を耳の前に伸ばして上体を起こし、前方を見る。1呼吸ホールド。

バリエーション：腕を上げると肩に負担がかかるなら合掌する。膝に痛みがあるなら前の脚を伸ばす。

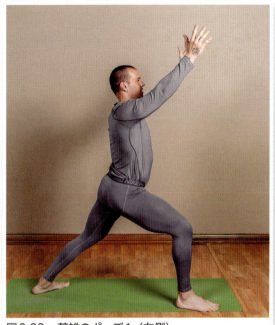

図3.23　英雄のポーズ1（右側）

安全のアドバイス：コアを少し引き締めて背骨をまっすぐ伸ばす。肩や膝に痛みがないようにすること。

11 右側の英雄のポーズ1から、手を床につき、足を後ろにずらして板のポーズになる（図3.24）。

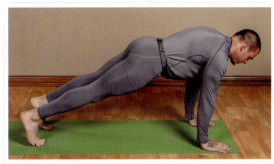

図3.24　板のポーズ

12 板のポーズから、四肢で支える杖のポーズになる（図3.25）。息を吐きながら、途中まで体を下げる（または床すれすれまで下げる）。

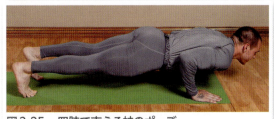

図3.25　四肢で支える杖のポーズ

（次ページにつづく）

太陽礼拝B (つづき)

13 四肢で支える杖のポーズから、上向きの犬のポーズになる（図3.26）。息を吸いながら、つま先を返し、手と足の甲で床をしっかり押して胸を起こす。太ももの筋肉を使って太ももを床から浮かす。

バリエーション：コブラのポーズでもよい。

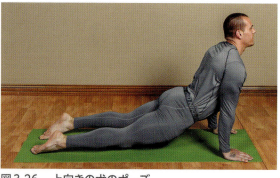

図3.26　上向きの犬のポーズ

14 上向きの犬のポーズから、下向きの犬のポーズになる（図3.27）。息を吐きながら、つま先を返して足裏を床につき、腰を上後方に持ち上げる。5呼吸ホールド。

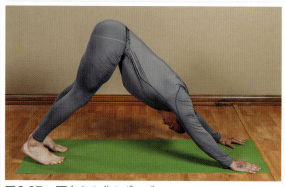

図3.27　下向きの犬のポーズ

15 下向きの犬のポーズから、左脚を上げて3本足の下向きの犬のポーズになる（図3.28）は右脚を上げているところ。息を吸いながら、正しい骨盤の配置に気をつけて、今度は左脚を天井のほうに上げる。

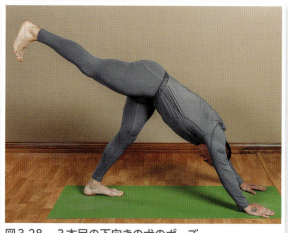

図3.28　3本足の下向きの犬のポーズ

16 3本足の下向きの犬のポーズから、左側の英雄のポーズ1になる（図3.29）。息を吐きながら、左足を左手の後ろにつき、右踵をしっかり下げる。右側と同様に腕を上げて上体を起こす。

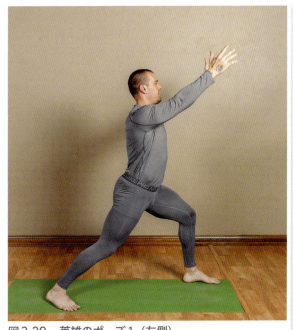

図3.29　英雄のポーズ1（左側）

17 左側の英雄のポーズ1から、板のポーズになる（図3.30）。息を吐きながら、手を床につき、足を後ろにずらす。

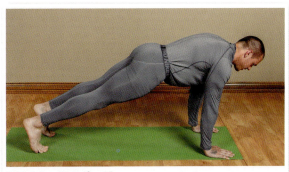

図3.30　板のポーズ

18 板のポーズから、四肢で支える杖のポーズになる（図3.31）。息を吐きながら、途中までか床すれすれまで体を下げる。

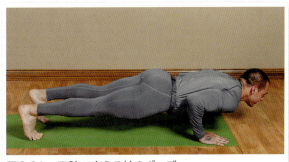

図3.31　四肢で支える杖のポーズ

（次ページにつづく）

太陽礼拝B（つづき）

19 四肢で支える杖のポーズから、上向きの犬のポーズになる（図3.32）。息を吸いながら、つま先を返し、手と足の甲で床をしっかり押して胸を起こす。

バリエーション： コブラのポーズでもよい。

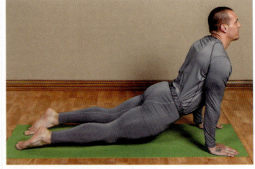
図3.32　上向きの犬のポーズ

20 上向きの犬のポーズから、下向きの犬のポーズになる（図3.33）。息を吐きながら、つま先を返して足裏を床につき、腰を上後方に持ち上げる。背骨を伸ばし、踵をできるだけ下げる。

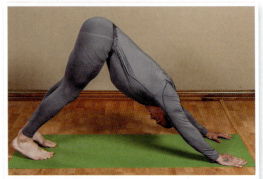
図3.33　下向きの犬のポーズ

21 下向きの犬のポーズから、ジャンプフォワードする（図3.34）。息を完全に吐きながら、前方を見て、足を前に踏み出すか、ジャンプフォワードで両手の間に足をつく。

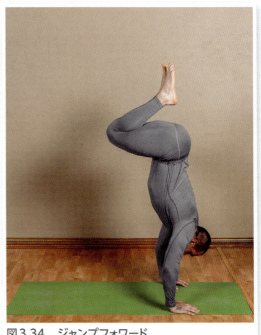
図3.34　ジャンプフォワード

22 ジャンプフォワードから、フラットバックになる（図3.35）。息を吸いながら、上体を途中まで起こして指をつま先の前につく。

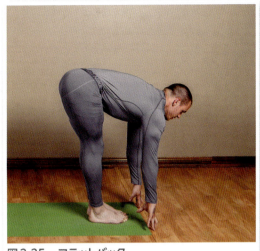

図3.35　フラットバック

23 フラットバックから、前屈する（図3.36）。息を吐きながら、脚を伸ばしたまま胸を太ももに近づけ、手を床に下げる。

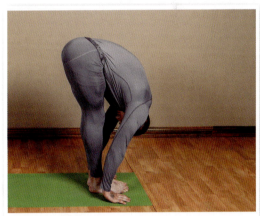

図3.36　前屈

24 前屈から、椅子のポーズになる（図3.37）。息を吸いながら、膝を曲げ、椅子に座るように腰を落とす。腕を上げる。肩幅で耳より少し前に出す。

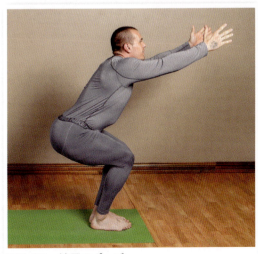

図3.37　椅子のポーズ

（次ページにつづく）

太陽礼拝B（つづき）

25 椅子のポーズから、山のポーズで終わる（図3.38）。息を吐きながら、脚を伸ばしてまっすぐ立ち、腕を体側に下ろす。

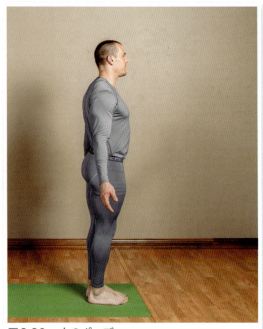

図3.38　山のポーズ

太陽礼拝のバリエーション

　ヨガを含め、どんなエクササイズも飽きのこないものにしなければなりません。自分の体に挑むことを常としているアスリートにとっては特にそうです。太陽礼拝にさらにバリエーションを加える筋力とエネルギーがある人は、次に紹介するバリエーションでヨガの練習をハードにして、さらに体を温めましょう。

四肢で支える杖のポーズ（ダブル） Double Four-Limbed Staff Pose

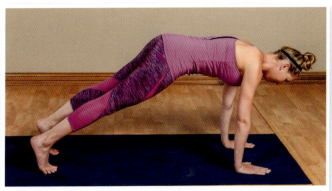
図3.39a

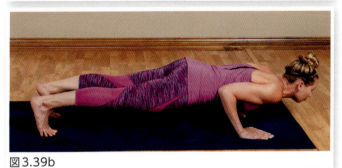
図3.39b

筋肉
大胸筋、小胸筋、前鋸筋、上腕三頭筋、腹直筋、腰筋、大殿筋、三角筋

1. 板のポーズ（プランクポーズ）からスタート（図3.39a）。鎖骨と踵で引っ張り合うように全身をまっすぐ伸ばす。
2. へそを背骨のほうに引っ込めてコアを絞る。
3. 殿筋も絞る。
4. 肩をすくめないように耳から遠ざけておく。
5. 息を吐きながら、体を下げる（図3.39b）。
6. 全身を引き締めて一直線に保つ。
7. その姿勢を保ったまま、息を吸いながら、ゆっくり体を押し上げて戻る。
8. 一直線の体を崩さない。
9. これを2回行ってから、上向きの犬のポーズになる。

バリエーション
床に膝をつく。

安全のアドバイス
肩や下背部に問題がある人はやらないように。その場合は、腕を伸ばし、床に膝をついた板のポーズのバリエーションをホールドする。

横向きの板のポーズ（サイドプランクポーズ） Side Plank Pose

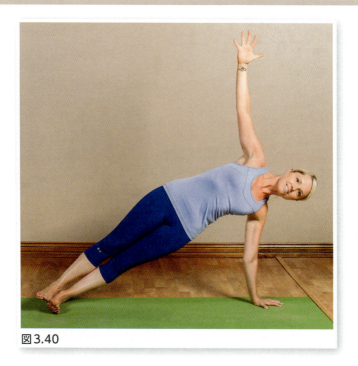

図3.40

筋肉
腹横筋、腹斜筋、三角筋、中殿筋、小殿筋、内転筋（恥骨筋、短内転筋、長内転筋、薄筋、大内転筋）

1. 板のポーズをホールドしたまま、体重を左手にかける。
2. 体を回転させて左足の外側でバランスをとる。
3. 右足を左足の上に重ね、骨盤と肩を横向きにして左右を重ねる。
4. 右腕を天井のほうに伸ばす（図3.40）。
5. 肩を押し下げて首を圧迫しないようにする。
6. 体を一直線に保つ。
7. 右側に移るには、右手を床につく。
8. 体を横向きにして右足の外側でバランスをとる。
9. 左右の足、骨盤、肩を重ねる。
10. 左腕を天井のほうに伸ばす。
11. 息を吸って、吐きながら四肢で支える杖のポーズになり、太陽礼拝の残りをつづける。

バリエーション
前腕を床について、前腕で支えるサイドプランクを行う。あるいは膝を床について、手と膝を床についたサイドプランクを行う。

安全のアドバイス
肩が痛くなるならやらないこと。その場合はバリエーションのほうを行う。

コアの運動を加えた3本足の下向きの犬のポーズ
Three-Legged Downward-Facing Dog Pose With Core Work

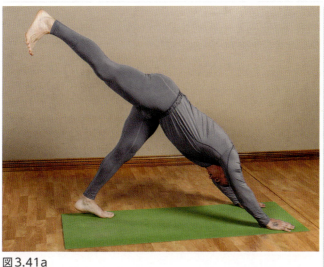

図3.41a

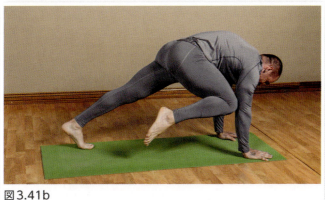

図3.41b

筋肉

上腕三頭筋、三角筋前部、前鋸筋、広背筋、大殿筋、ハムストリング（半腱様筋、大腿二頭筋半膜様筋）、腸腰筋、恥骨筋、大腿筋膜張筋、外側広筋、大胸筋、腹直筋、腹横筋、内・外腹斜筋

1. 太陽礼拝の中盤で下向きの犬のポーズになったとき、このシークエンスを加えるとコアの強化になる。下向きの犬のポーズから、息を吸いながら、右脚を天井のほうに上げる（図3.41a）。
2. 息を吐きながら、肩を手首の上に移動させて板のポーズ（プランクポーズ）になると同時に右膝を曲げて右の上腕三頭筋に引きつける（図3.41b）。
3. 息を吸いながら、右脚を後ろに伸ばして3本足の下向きの犬のポーズに戻る。

（次ページにつづく）

ウォーミングアップ **51**

コアの運動を加えた3本足の下向きの犬のポーズ (つづき)

4. 息を吐きながら、板のポーズになると同時に右膝を左の上腕三頭筋に引きつける(図3.41c)。
5. 息を吸いながら、3本足の下向きの犬のポーズに戻る。
6. 息を吐きながら、板のポーズになると同時に右膝を胸に、鼻を膝に引きつけ、膝と鼻をできるだけ近づける(図3.41d)。
7. 息を吸いながら、3本足の下向きの犬のポーズに戻る。
8. 息を吐きながら、右脚を下ろして下向きの犬のポーズになる。
9. 左脚も同様に行う。

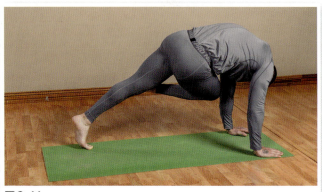

図3.41c

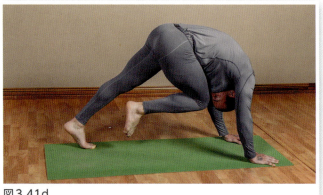

図3.41d

バリエーション

板のポーズを15-20呼吸ホールドする。このバリエーションは体を温め、コアと上半身の筋力をつける。

安全のアドバイス

最後までコアをしっかり安定させて、背中に負担がかからないようにする。背中に痛みがあるならバリエーションのほうを行う。

高度なフロー

　バリエーションを加えた太陽礼拝が楽にこなせるようになったら、まとめて高度なフローに挑戦してみましょう。次の例には、筋力トレーニングのバリエーションがすべて含まれています。くれぐれも呼吸を忘れずに！　呼吸、血流、身体運動を一体化するウジャイー呼吸のささやくような吸う・吐くにのせてすべての動きを流れるように行うことを大切にしてください。

1 太陽礼拝Aを2-4セット反復からスタート。次に通常の太陽礼拝Bを1セット。2セット目の太陽礼拝Bで、足を後ろにずらして板のポーズ（プランクポーズ）になったら（図3.42）、四肢で支える杖のポーズを2回やり（図3.43）、すぐに横向きの板のポーズ（サイドプランクポーズ）を左右2-5呼吸ずつホールドする（図3.44）。

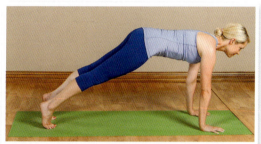

図3.42　板のポーズ（プランクポーズ）

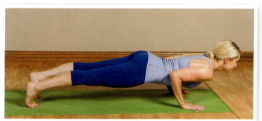

図3.43　四肢で支える杖のポーズ

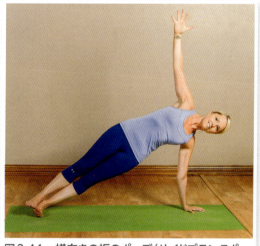

図3.44　横向きの板のポーズ（サイドプランクポーズ）

（次ページにつづく）

高度なフロー（つづき）

2 次の四肢で支える杖のポーズ（図3.45）まで通し、上向きの犬のポーズ（図3.46）、下向きの犬のポーズ（図3.47）と進む。

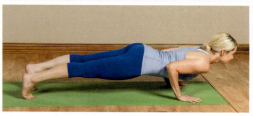

図3.45　四肢で支える杖のポーズ

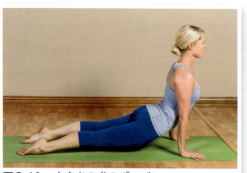

図3.46　上向きの犬のポーズ

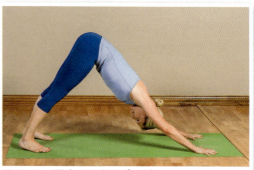

図3.47　下向きの犬のポーズ

3 息を吸いながら、右脚を天井のほうに高く上げて3本足の下向きの犬のポーズ（図3.48）になり、コアの運動を加える。

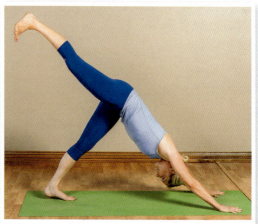

図3.48　3本足の下向きの犬のポーズ

4 息を吐きながら、右膝を右の上腕三頭筋に引きつける（図3.49）。

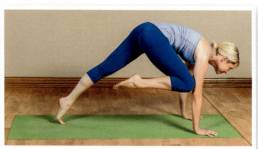

図3.49　3本足の下向きの犬のポーズ、右膝を右の上腕三頭筋へ

5 息を吸いながら、3本足の下向きの犬のポーズに戻る。息を吐きながら、右膝を左の上腕三頭筋に引きつける(図3.50)。

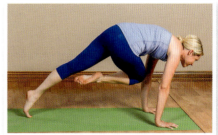

図3.50　3本足の下向きの犬のポーズ、右膝を左の上腕三頭筋へ

6 息を吸いながら、3本足の下向きの犬のポーズに戻る。息を吐きながら、右膝と鼻を近づける(図3.51)。

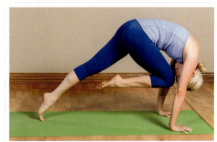

図3.51　3本足の下向きの犬のポーズ、右膝と鼻を近づける

7 息を吸いながら、3本足の下向きの犬のポーズに戻る。息を吐きながら、右足を前に踏み出して右手の後ろにつき、左踵をしっかり下げて英雄のポーズ1に入る。息を吸いながら、腕を伸ばし、上体を起こして英雄のポーズ1を完成させる(図3.52)。

8 左脚で同様に繰り返す。体を温め、筋肉の温度と柔軟性を保つために、このシークエンスをもう2セット行って太陽礼拝Bのバリエーションを終える。

まとめ

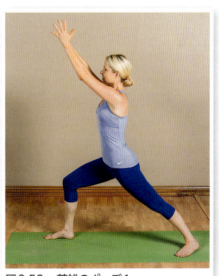

図3.52　英雄のポーズ1

　本章では、ウォームアップとして太陽礼拝のフローを説明しました。十分にウォームアップされ、力がみなぎってきたでしょうか。次は、さまざまな筋肉や関節のストレッチです。章ごとに各ストレッチのやり方を読んでもいいですし、パートIIを先に読んで自分のスポーツ種目に最適なストレッチをチェックしてから、必要なストレッチが詳しく説明されている章に戻って正しいフォームとテクニックを確認してもいいでしょう。

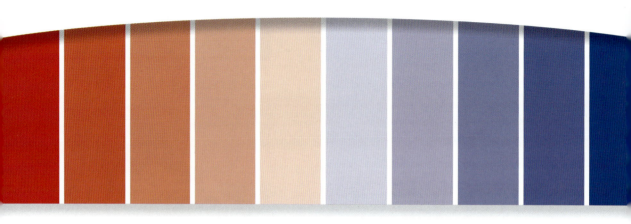

自分のベースを見つける：
股関節

　股関節の可動性は、スポーツや身体活動にとって重要です。理由はたくさんあります。股関節の可動域が広ければ、パフォーマンスが向上し、けがが減り、なめらかで流れるような動きが可能になります。可動域が広ければ、スピードが速くなり、どのスポーツでも要求されるすばやい瞬発的な動きに有利です。股関節を柔軟にしておけば、下背部の緊張、そしてハムストリングの緊張まで緩和することもできます。

　多くの人が股関節は体の側面にあると思っていますが、実は、体を一周ぐるりと取り囲むものとして見るべきなのです。股関節の外側の筋肉は外転筋と呼ばれます。骨盤後面の筋肉は殿筋、骨盤前面の筋肉は股関節の屈筋です。内ももの筋肉は内転筋です。股関節の一部分だけストレッチして、ほかの部分を無視していると、放置されている部分はますます硬くなります。筋肉が硬ければ関節の可動域が狭くなり、可動域が狭くなれば筋線維が縮み、筋肉が短くなります。この硬直はすべて関節、骨、最終的には全身の姿勢のアライメントを崩す筋緊張を生じさせます。このアンバランスから、骨盤傾斜と呼ばれる骨盤のずれが起こる可能性があります。骨盤の傾きは腰痛などの原因になります。したがって、必ず股関節の全領域をストレッチ

することをおすすめします。股関節は体のアライメントのベースであり、体のコアの一部でもあります。パワーハウスとも呼ばれています。アスリートとして成功するには、パワーハウスを大切にしなければなりません。

マット・ガンヴィル

CrossFit 920オーナー
スピードとパワーのスペシャリスト、パワーリフター

　競技スポーツ選手として20年以上、パワーリフティングなどの競技会に出場してきた私は、数々の痛みに苦慮してきました。腰椎4・5番の椎間板ヘルニアの手術もその1つでした。いろいろ調べ、自分のリフティングをよく観察した結果、おそらくハムストリング、梨状筋、股関節の屈筋が硬く、股関節の可動性が悪いせいで、私の骨盤は前傾しているとわかりました。私のリフティングにこういう弱点があることが故障の大半の原因でした。こうしてヨガに関心をもつようになりました。トレーニングほどヨガには熱心になれないので、サポートを求めてライアン・カニングハムを自分のヨガインストラクターとして雇いました。私の言うことを聞いて。ヨガにはそれだけの価値があるの！　硬い筋肉をストレッチして、弱い筋肉を強化すれば骨盤の前傾は大きく改善するわよ。そこでライアンと私は、股関節の可動域を広げ、コアと殿筋を強化することを目的にしたエクササイズを開始し、主動筋の緊張を緩めることに取り組みました。私の腰痛の原因は背筋の弱さではありませんでした。可動性が悪いことだったのです—苦労して得た教訓でした。体は1本の鎖のように一体となって動いています。鎖の輪がどこか1つ悪くなると、鎖が壊れ、たくさんの問題を引き起こします。腰痛に関しても、腰痛に起因するほかの痛みに関しても、体は全体として機能していること、ある拮抗筋（アンタゴニスト）は直接的にも間接的にも作用することを私たちは忘れがちです。私からのアドバイスは、自分の体の生体力学をよく観察し、どこに問題があるのか判断し、プロのヨガインストラクターと一緒にその問題を解決するといいということです。私から見てヨガの効果は、次のトレーニングまでの回復の早さ、競技人生が長くなること、リフティング前のウォームアップ時間が短縮できること、痛み全般が減ることです。

ハッピーベイビーのポーズ　Happy Baby Pose

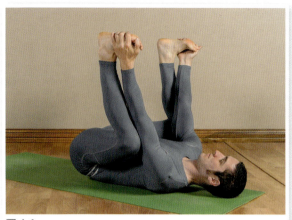

図 4.1

筋肉
大殿筋、ハムストリング、三角筋、上腕二頭筋

1. 仰向けになる。
2. 両膝を胸に引き寄せる。
3. 膝を開き、両脚の間に腕を入れ、足の甲側から手を伸ばして、足の外側をつかむ。
4. 足を肩幅に離し、足裏を天井に向ける。
5. つかんだ足を引き下げて膝を床に近づける。膝は肩より外側にする(図4.1)。
6. 尾骨を床のほうに押し下げる。
7. 肩を床につける。
8. 胸を張る。

バリエーション
片脚のハッピーベイビーのポーズを行う。必要に応じてストラップも使う。

安全のアドバイス
膝を曲げると痛い場合はやらないこと。

ローランジをしながら半分の鳩のポーズ
Low Lunging Half Pigeon Pose

筋肉
股関節の屈筋、大腿四頭筋上部
ハムストリング、大殿筋、中殿筋
縫工筋、薄筋

1. 下向きの犬のポーズからスタート。
2. 右足を両手の間に踏み出す。
3. 後ろの膝を床につく。
4. 右足の内側で両手を床につく。
5. 右足を少し右に向け、膝とつま先を同じ向きにそろえる。
6. 右足のつま先をフレックスにし、母指球は床につけておく。
7. 右膝の力を抜き、ストレッチを感じるところまで膝を右に倒して右足の外側を床につける（図4.2）。
8. 股関節をランジのポジションにして、しっかりストレッチする。
9. 反対側も同様に行う。

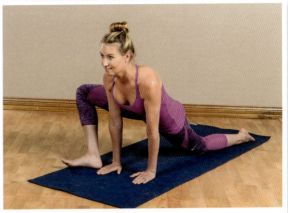

図4.2

バリエーション
このポーズを簡単にするには、両手をブロックについて上体を起こすか（図4.3a）、膝を横に倒さない（図4.3b）。特に股関節が硬い人向き。ストレッチを深めるには、前腕をブロックか床について、背骨を前に伸ばす。

安全のアドバイス
膝に問題がある人は、膝を横に倒さずにローランジだけにする。膝が弱い人は、後ろの膝に毛布を敷く。

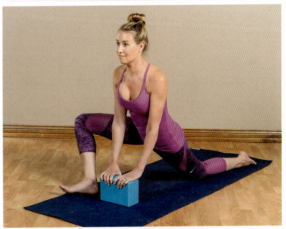

図4.3a　ローランジをしながら半分の鳩のポーズ（ブロック使用）

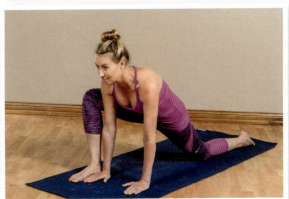

図4.3b　ローランジをしながら半分の鳩のポーズ（ブロックなし）

鳩のポーズ Pigeon Pose

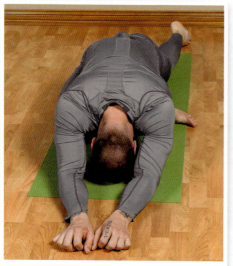

図4.4

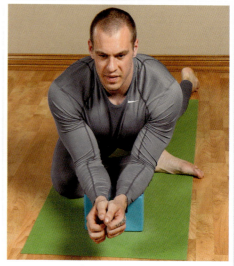

図4.5　鳩のポーズ（ブロック使用）

筋肉
大殿筋、中殿筋、梨状筋、縫工筋、薄筋、大腿筋膜張筋

1. 下向きの犬のポーズからスタート。右膝を胸に引き寄せる。
2. 右手の後ろで右膝を床につく。
3. 右足を左手のほうにずらす。
4. 左脚を後ろに伸ばす。
5. マットの上辺に対して骨盤を平行にする。
6. 左の肩越しに見て、左脚が股関節から一直線に伸びていることを確認する。
7. 前腕を床につく。
8. 両腕を前に伸ばし、手のひらを床について上体を伏せる。できる人は額を床につける（図4.4）。
9. マットの上辺に対して骨盤を平行に保ち、骨盤を床に沈める。
10. 10-20呼吸ホールド。
11. ゆっくり胸を起こし、床に手をついて下向きの犬のポーズに戻る。
12. 反対側も同様に行う。

バリエーション
　3で足を反対側の手のほうにずらさず、膝を折ったままにする。床に伏せずに前腕をブロックにのせる（図4.5）。

安全のアドバイス
　膝が痛むなら、このポーズはやらないこと。痛くなったら、すぐやめて仰向けになり、針の目のポーズを行う。

針の目のポーズ Eye of the Needle Pose

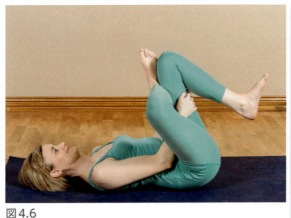

図4.6

筋肉
大腿筋膜張筋、中殿筋、大殿筋、梨状筋

1. 膝を曲げて仰向けになり、床に足をつく。
2. 右膝を胸に引き寄せる。
3. 右足をフレックスにして、右足首を左の大腿四頭筋(太ももの下のほう)にのせる。
4. 左足を床から上げる。
5. 左の脛骨(すね)かハムストリング(太もも裏)を両手で抱える(図4.6)。
6. 左脚をできるだけ胸に引き寄せながら、右膝を押し開く。
7. 反対側も同様に行う。

バリエーション
5で脛骨ではなくハムストリングを抱え、静かに左脚を胸に引き寄せる。膝が痛い場合は、脚を下ろして、右足首を左の太ももにのせておくだけにする。

安全のアドバイス
脚を胸に引き寄せるとき膝に痛みがないか注意する。

カエルのポーズ Frog Pose

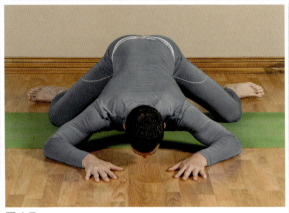

図4.7

筋肉
薄筋、縫工筋、短内転筋、長内転筋、恥骨筋、大内転筋

1. 四つんばいになる。
2. できるだけ膝を離す。
3. 足をフレックスにして、左右のつま先が反対側を向くようにする。
4. 膝を直角に曲げる。
5. 胸を床に近づける。
6. 必要に応じて、胸骨の下にブロックを置き、胸をブロックにのせる。
7. 額を床につける(図4.7)。
8. 股関節をリラックスさせながら骨盤を床に沈める。
9. 10-20呼吸ホールド。

バリエーション
膝への圧迫を軽くするには、座って合蹠のポーズ(図4.26参照)を行う。

安全のアドバイス
ストレッチが強いポーズなので、オーバーストレッチに気をつける。また、膝の痛みを我慢しないこと。膝が痛い場合は、チャイルドポーズ(図1.12参照)にする。

ねじった片脚の椅子のポーズ
Revolved One-Legged Chair Pose

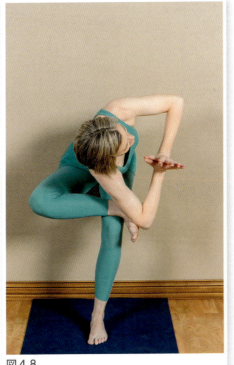

図4.8

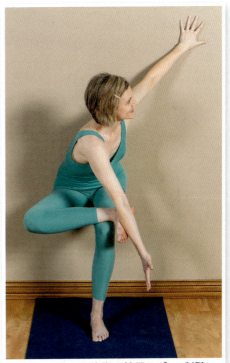

図4.9 ねじった片脚の椅子のポーズ（壁によりかかるバリエーション）

筋肉
大殿筋、中殿筋、梨状筋、縫工筋、薄筋、大腿筋膜張筋

1. 立位から、椅子のポーズになる（p.40参照）。
2. 右足首を左ももにのせ、右足をフレックスにする。
3. 合掌して、右肘を右膝の内側につけ、左肘は右足の土踏まずにつける。
4. バランスがとれるなら、上体を左にねじって右肘を右足の土踏まずにつける（図4.8）。
5. 手のひらを強く押し合わせて上体をさらに左にねじる。右肘を右足の土踏まずに押し当て、右足を静かに後ろに押す。
6. 5-10呼吸ホールド。
7. 反対側も同様に行う。

バリエーション
壁を使う：お尻で壁に寄りかかり、膝を曲げて椅子のポーズになる。上体をねじるとき、肘が土踏まずにつかないなら、前腕を右足の土踏まずに当て、左手は壁につく（図4.9）。右の前腕を右足の土踏まずに押し当て、右足を後ろに押す。壁についた左手で体を安定させる。

ゆりかごのポーズ　Rock the Baby Pose

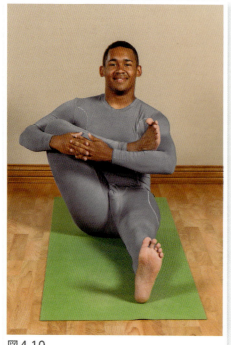

図4.10

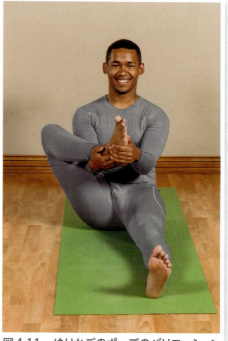

図4.11　ゆりかごのポーズのバリエーション

筋肉
大殿筋、中殿筋、梨状筋

1. 両脚を前に伸ばして座る。
2. 右膝を胸に引き寄せる。
3. 右手で右足を持って左肘の内側にのせる。右足はフレックスにしておく。
4. 右肘の内側で右膝を囲む。
5. そのまま手を組んで、右の脛骨（すね）を胸に抱える（図4.10）。
6. 背すじを伸ばし、肩を下げて耳から遠ざける。
7. 脚を抱えたまま、ウエストをゆっくり左右に回す。
8. 10-20呼吸ホールド。
9. 反対側も同様に行う。

バリエーション
手を組んで脚を抱えるのではなく、右足を左手で持つ（図4.11）。右の脛骨を胸に抱えてから揺らしはじめる。

安全のアドバイス
膝に痛みがないか注意する。足をフレックスにし、必要に応じてバリエーションのほうを行う。

ワイドスクワットのポーズ Wide Squat Pose

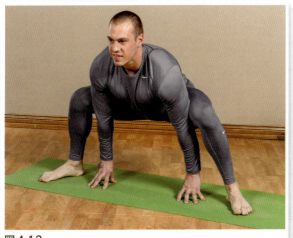

図 4.12

筋肉
腓腹筋、薄筋、内転筋、大殿筋、大腿四頭筋

1. 足をマット幅に離して立つ。
2. つま先を外に向けて、つま先がマットの端を指すようにし、踵は床につける。
3. 膝を深く曲げながら腰を落とす。
4. 指先か手のひらを床につけ、手を後ろにずらして肘が内ももを押すようにする（図4.12）。
5. 肘で内ももを押して膝を押し開く。腰を沈め、胸を張る。
6. 腰をさらに沈めながら、胸は起こして上体を伸ばす。
7. 10-20呼吸ホールド。

バリエーション
　膝を深く曲げるので、必要に応じて、膝裏にタオルを挟んでスクワットすると膝に空間ができる。あるいは、合蹠のポーズ（図4.26参照）を試す。合蹠のポーズはスクワットの代わりとして効果的なポーズ。もう1つ、ブロックに座り、肘を内ももに当てて合掌し、内ももをストレッチする方法がある。

安全のアドバイス
　膝を深く曲げるポーズなので、膝に問題がある場合は慎重に。

板のポーズ（プランクポーズ）でITバンド（腸脛靭帯）ストレッチ Plank Pose With IT Band Stretch

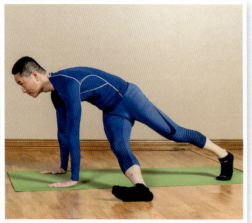

図4.13

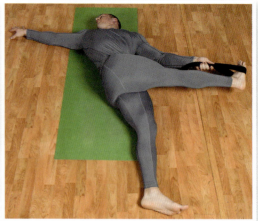

図4.14　ITバンドのストレッチ（背骨のツイストを加えたバリエーション）

筋肉
大胸筋、三角筋、上腕三頭筋、前鋸筋、腹斜筋、腹直筋、僧帽筋、大円筋、小円筋、脊柱起立筋
大殿筋、中殿筋、大腿四頭筋、ハムストリング、腓腹筋、大腿筋膜張筋、大腿二頭筋
ITバンド（腸脛靭帯）

1. 板のポーズからスタート。
2. 右膝を胸に引き寄せる。
3. 右足をフレックスにする。
4. 右脚を左に伸ばし、足の右側面を床につけてマットの外に出す（図4.13）。つま先と指の向きをそろえる。
5. 左踵を後ろに押す。同時に、鎖骨を前に引っ張り、前方を見る。
6. 腕を伸ばし、手のひらを床に押し当てておく。
7. 右足のフレックスを保つ。
8. 右の股関節を下後方に回して（外旋させて）ストレッチを深める。
9. 5-10呼吸ホールド。
10. 反対側も同様に行う。

バリエーション
　板のポーズではなく仰向けからスタート。右膝を胸に引き寄せ、その脚を左に倒して背骨をツイストする（図4.14）。脚を伸ばし、足はフレックスにしておく。

安全のアドバイス
　膝に負担をかけないようにするにはバリエーションのほうを行う。

賢者のポーズ　Sage Pose

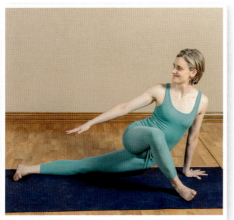

図4.15

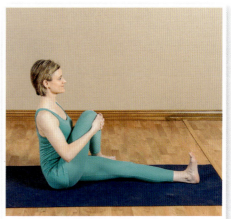

図4.16　賢者のポーズ（膝を胸に引き寄せるバリエーション）

筋肉
中殿筋、大殿筋、大腿筋膜張筋

1. 下向きの犬のポーズから、右足を前に踏み出してローランジになる。
2. 右足の内側で両手を床につく。
3. 右足をやや右に向けて右膝と向きをそろえる。
4. 後ろの脚のつま先を立てて膝を床から少し浮かし、脚をまっすぐ伸ばす。
5. 全体重を左手にかける。
6. 後ろの足の外側と右足の外側を床につけて体を右にねじり、力を抜いて右膝を右に倒す。
7. 左の股関節を床に下げ、腕を右の体側に伸ばし、左足を見下ろす（図4.15）。
8. 5-10呼吸ホールド。
9. 反対側も同様に行う。

バリエーション
座ったまま、右足を左ももの外側につき、両手で膝を胸に抱える（図4.16）。

安全のアドバイス
　横向きになったとき、背骨を伸ばし、下背部で折れ曲がらないようにすること。そうなると負担がかかる。

仰向けツイストで手で親指をつかんで伸ばす（ストラップ使用）
Supine Revolving Big Toe Hold With Strap

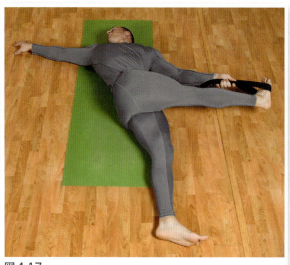

図 4.17

筋肉
中殿筋、大腿筋膜張筋、大殿筋、梨状筋

1. 右足にストラップをかけ、左手でストラップの両端を持つ。仰向けになり、右膝を胸に引き寄せる。
2. 右脚を天井のほうに伸ばす。
3. 右腕を横に伸ばす。
4. 右脚をゆっくり左に倒して床に近づける。
5. 右手を見る（図4.17）。
6. 右の股関節を胸とは反対のほうに回すとストレッチが深まる。
7. 反対側も同様に行う。

バリエーション
高度なストレッチにするには、ストラップを使わずに、左の指4本で右足の外側をつかむ。

安全のアドバイス
膝を軽く曲げると負担がかかりにくい。

仰向けの牛の顔（脚のみ）　Supine Cow Face Legs

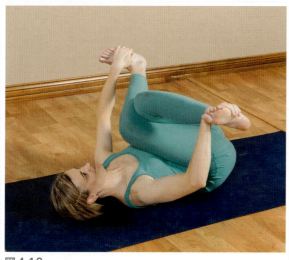
図4.18

筋肉
中殿筋、小殿筋、大腿筋膜張筋、梨状筋

1. 仰向けになる。両脚を曲げて足を床につく。
2. 右脚を上にして脚を深く交差させる。
3. 足を床から上げる。
4. 右手で左足を、左手で右足をつかむ。
5. 頭を床にあずけてリラックスさせる。
6. 静かに膝を胸に引き寄せてから、足を持ち上げる（図4.18）。
7. 反対側も同様に行う（左脚を上にして脚を組む）。

バリエーション
上体を起こして座り、足裏を合わせて合蹠のポーズ（図4.26参照）になる。

安全のアドバイス
股関節が硬くて脚を深く交差できない人は、膝を圧迫しないように注意する。

ローランジのポーズ（ブロック使用）
Low Lunge Pose With Block

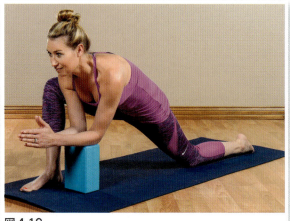

図4.19

筋肉
股関節の屈筋、ハムストリング上部、大腿筋膜張筋

1. 下向きの犬のポーズからスタート。右足を両手の間に踏み出す。
2. 後ろの膝を床につく。
3. 右足の内側にブロックを一番高くして置く。
4. 両手を右ももに置く。
5. 肩を後ろに引いて骨盤の上に重ねる。
6. 右膝を前に出す。膝が足首より前に出ないようにする。
7. ブロックに手をついて、ランジをホールドする。
8. 前腕をブロックにのせる。
9. 肩を下げ、背骨を前に伸ばす (図4.19)。
10. 右膝を曲げて腰を落としたまま、しっかりストレッチする。ブロックを倒して適度なストレッチを感じる高さにしてもよい。
11. 下向きの犬のポーズに戻り、反対側も同様に行う。

バリエーション
ブロックに手をついたままにする。

安全のアドバイス
後ろの膝を保護するために、クッションとして毛布を敷く。

体側をねじる鳩のポーズ　T.W. Side Pigeon Pose

※ 注意：本書で言う「鳩のポーズ」は上体を床に倒した姿勢、日本で一般的な「鳩のポーズ」は上体を起こした姿勢です。

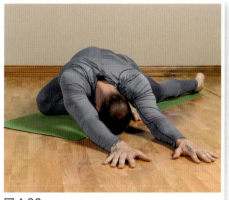

図4.20

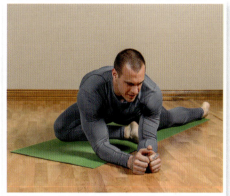

図4.21　体側をねじる鳩のポーズ（前腕をつくバリエーション）

筋肉
大殿筋、中殿筋、梨状筋、大腿筋膜張筋

1. 右膝が前、頭を床につけた鳩のポーズからスタート（図4.4参照）。
2. 胸を起こして前腕を床につく。肩が肘の上にくる。
3. マットの上辺に対して骨盤を平行にしてから、前腕をマットの左側に移動させていく。
4. できるだけ左に伸ばした右腕と右の股関節を引っ張り合うようにする。
5. このストレッチはほとんど動きがない。股関節を少し前後に動かしてストレッチが効くところを探し、そのストレッチをホールドする。
6. ストレッチが効くところを見つけたら、頭の重みで床に伏せ、骨盤を沈める（図4.20）。5-10呼吸ホールド。
7. 頭を起こして、また前腕を床につく。前腕をマットの右側に移動させ、胸が右ももの上にくるようにする。
8. 右の股関節を前後に動かしてストレッチが効くところを探す。
9. 胸を右ももにつけ、頭の重みで床に伏せる。5-10呼吸ホールド。
10. 下向きの犬のポーズに戻ってから、脚を替えて鳩のポーズになり、同様にストレッチする。

バリエーション
　前腕をついたままにするか（図4.21）、上体を起こして手をつき、左右の股関節に効くストレッチを探す。前腕をつくのは、痛みや負担がない場合だけにする。

安全のアドバイス
　股関節だけに効かせること。膝に負担がかかるなら、サイドストレッチに入る前に膝を折ったままにするか、膝をマットの中心にずらすと膝にゆとりができる。

両脚の鳩のポーズ（薪のポーズ） Double Pigeon Pose

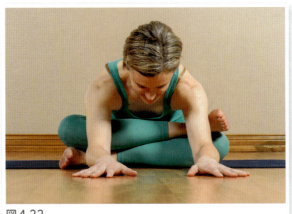

図 4.22

筋肉
大殿筋、中殿筋、梨状筋、縫工筋、薄筋、大腿筋膜張筋

1. 両脚を前に伸ばして座る。
2. 左脚を曲げて踵を恥骨の前に置き、片脚であぐらをかくような姿勢になる。
3. 右足をフレックスにして、右足首を左膝にのせる。
4. 両足をフレックスにして、左足を膝の下にずらす。
5. すねをマットの辺と平行にする。
6. 背すじを伸ばして座り、前傾して手を前に移動させる。
7. 頭を床のほうに下げる（図4.22）
8. 左脚を上にして同様に行う。

バリエーション
　右膝と左足首の間にブロックをはさんで支えにする（図4.23a）。両手を後ろについて、ストレッチを感じるところまで手をゆっくり前に移動させる。あまり前傾できない場合は、額の下にブロックを置いて頭を休ませる（図4.23b）。

安全のアドバイス
　膝に問題がある人は、バリエーションの方法で負担を最小にするか、このポーズが難しければ、合蹠のポーズ（図4.26参照）にする。

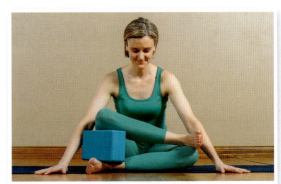

図4.23a　両脚の鳩のポーズ（膝と足首の間にブロックをはさむ）

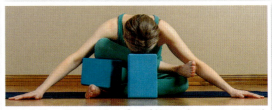

図4.23b　両脚の鳩のポーズ（額をブロックにのせる）

座位の牛の顔のポーズ Seated Cow Face Pose

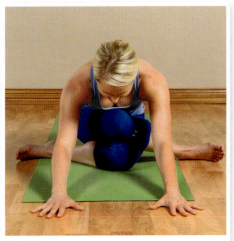

図 4.24

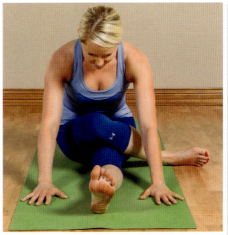

図 4.25　座位の牛の顔のポーズ（下の脚を伸ばしたバリエーション）

筋肉
梨状筋、大殿筋、中殿筋、小殿筋、大腿筋膜張筋

1. 両脚を前に伸ばして座る。
2. 右膝を胸に引き寄せ、右脚を上にして脚を交差させ、膝を重ねる。
3. 左脚を曲げて、膝を重ねたまま左足を右の股関節の横にずらす。
4. 手を前に移動させながら胸を太ももにつける（図4.24）。
5. 左脚を上にして同様に行う。

バリエーション
股関節がとても硬い人は、下の脚を伸ばす（図4.25）。こうすると股関節のストレッチが弱まり、簡単なポーズになる。

安全のアドバイス
膝に負担がかからないように、ゆっくりポーズを行う。

合蹠のポーズ Bound Angle Pose

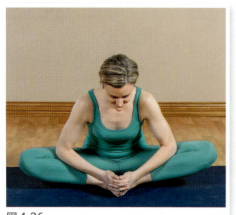

図4.26

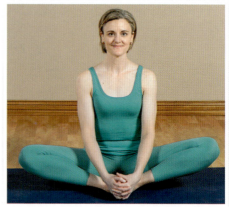

図4.27 合蹠のポーズ（上体を起こしたバリエーション）

筋肉
中殿筋、小殿筋、大腿筋膜張筋、内転筋

1. マットの上に座る。
2. 両膝を曲げて左右に開き、足裏を合わせる。
3. 手で足をつかみ、上体を前傾させる（図4.26）。

バリエーション
膝や背中に負担がかかるなら、前傾せず、背すじを伸ばして座る（図4.27）。

まとめ

　股関節は、体の側面にある部位というだけではありません。どんなスポーツやトレーニングにおいてもエネルギーのパワーハウスです。本章の股関節のストレッチをぜひトレーニングメニューに加えてください。アスリートは、できるかぎり健康を維持し、けがと無縁でいなければなりません。トレーニングの前後に股関節のストレッチをする時間をとれば、パワーを高めることができるでしょう。

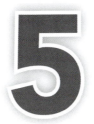

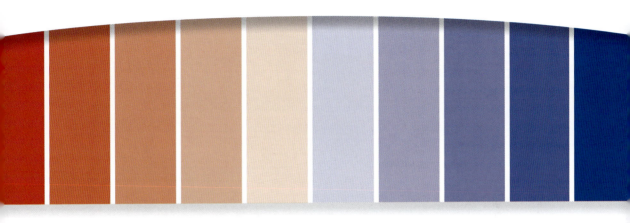

脚の緊張をほぐす：
ハムストリングと大腿四頭筋

　ハムストリングと大腿四頭筋は、大腿部の二大筋群です。ハムストリングは、坐骨結節と粗線、すなわち骨盤の坐骨付近に起始し、下肢の半分まで伸びて膝裏の脛骨と腓骨に停止します。ハムストリングが硬いと、それに引っ張られて骨盤のアライメントが崩れることがあります。この骨盤のずれは、背中、股関節、膝の痛みが悪化したり、スポーツでけがしやすくなったりする一因です。このずれによって前屈や一部の立位のポーズも制限されます。ハムストリングを柔軟にするトレーニングをすると、ストライドが大きくなる、スピードが速くなる、フォームが改善されるという効果があり、そうなればフィールドで長く活躍できます。

大腿四頭筋は、強靭で、複雑な、使わないスポーツはないと言ってよいほど酷使される筋肉です。ヨガでは軽視されがちな筋肉で、トレーニング後にストレッチされることもめったにない筋肉です。大腿四頭筋の起始部には大腿直筋と広筋の4つの筋頭があり、停止は脛骨粗面です。たいていのスポーツで、競技前には大腿四頭筋のストレッチをしても、競技後にはほとんどしません。大腿四頭筋が硬いと、膝、背骨、股関節に大きな影響を及ぼします。大腿四頭筋がよく使われるスポーツもありますが、ヨガでは、座位または立位のポーズでハムストリングをストレッチするときに大腿四頭筋が補助的な役割を担います。

アマンダ・ローズ
エッジウッド大学サッカー

　アスリートである自分にとって、回復を助けるだけでなく、メンタルと筋肉の健康面でも目を見張る効果があるのがヨガです。サッカーでは、ゲーム、プレイの予想、戦略に集中しながら、長時間ベストを尽くします。90分の試合で、サッカー選手は平均8-11Km走ります。この長時間の激しい運動に加えて予想がものをいう競技なので心身のケアが欠かせません。走りっぱなしでハムストリングが硬くなり、ボールさばきとシュートで大腿四頭筋は焼けつくようになり、平坦ではない芝のグラウンドなら足首とふくらはぎが硬くなります。ヨガの驚くような効果は試合前に心を平静にしてくれることです。ヨガのおかげでピッチに入る前に体をリラックスさせ、自分の体とつながることができるのです。ヨガの練習そのものにも、大きな筋群と小さい補助的な筋群の両方に筋力と持久力をつける効果があります。そして私が最も重要だと感じているのは……全身の筋群の柔軟性が向上して筋肉がバランスよく発達し、けがが少なくなることです。

ピラミッドのポーズ（ブロック使用） Pyramid Pose With Block

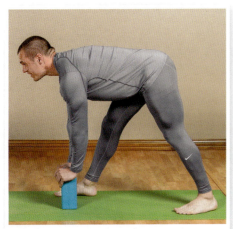

図5.1

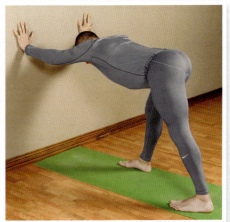

図5.2 ピラミッドのポーズ（壁を使うバリエーション）

筋肉
ハムストリング（半腱様筋、大腿二頭筋、半膜様筋）

1. 下向きの犬のポーズからスタート。右膝を胸に引き寄せて、右手の後ろに右足をつく。
2. 左足を前にずらし（15cmくらい）、つま先を外に向けて踵を下ろし、両足を床に押し当てる。
3. 前の足の内側にブロックを一番高くして置く。
4. 上体を起こし、骨盤をマットの上辺に対して平行にしてから、前傾して上体を前に伸ばす。
5. 両手をブロックにつく（図5.1）。
6. 右足の母指球で床をしっかり踏む。
7. 右尻を少し後ろに押す。
8. 胸を張って鎖骨を前に伸ばす。
9. 腹部を少しへこませる。
10. 後ろの足を均等に床に押し当てる。
11. ハムストリングのストレッチをもっと深くできるなら、ブロックを倒して低くするか、ブロックなしで手を床につく。
12. このポーズを15-20呼吸ホールドする。
13. 下向きの犬のポーズに戻り、左側も同様に行う。

バリエーション
壁を使う。壁に向かって立ち、足のポジションは同じ。ブロックではなく、壁に手をつく（図5.2）。肩を下げて耳から遠ざける。骨盤を正面に向け、呼吸しながらストレッチ。

安全のアドバイス
膝の過伸展（関節がロックされるまで伸ばす）やハムストリングのオーバーストレッチにならないようにする。ゆっくりていねいに手順を踏んでポーズに入る。

横たわって手で親指をつかんで伸ばすポーズ
Reclining Hand to Big Toe Pose

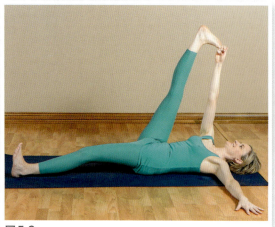

図5.3

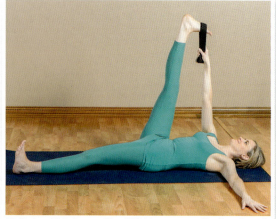

図5.4　横たわって手で親指をつかんで伸ばすポーズ（ストラップ使用）

筋肉
ハムストリング（半腱様筋、大腿二頭筋、半膜様筋）

1. 仰向けになり、右膝を胸に引き寄せる。左脚は床に伸ばしておく。
2. 右手の人差し指と中指を足の親指と人差し指の間に入れて、足の親指を握る。
3. 頭を床につけておく。
4. 踵で天井を押すように右脚を伸ばす（図5.3）。
5. 脚を伸ばしたまま、ゆっくり胸に引き寄せてストレッチを深める。
6. このポーズを5-10呼吸ホールドし、反対側も同様に行う。

バリエーション
　足の母指球にストラップをかける（図5.4）。片手でストラップを持って同様に行う。ストラップを短く持つほどストレッチが深くなる。

安全のアドバイス
　膝に負担がかかるので膝の過伸展に注意する。必要に応じて膝を軽く曲げておく。

開脚前屈 Wide-Legged Forward Fold

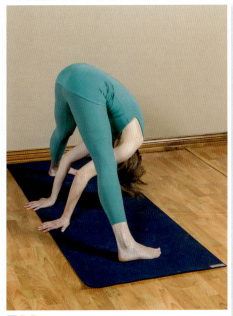

図5.5

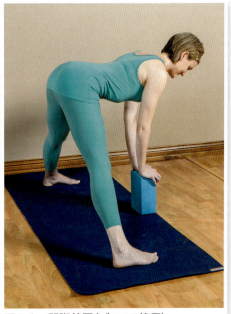

図5.6　開脚前屈（ブロック使用）

筋肉
ハムストリング（半腱様筋、大腿二頭筋、半膜様筋）

1. 直立する。
2. 左足を大きく1歩後ろに出す。
3. 両足を左に回して同じ方向を向くようにし、平行にそろえる。
4. 手を腰骨に置く。
5. 両膝を曲げ、股関節で折れて上体を床のほうに倒す。
6. 手のひらを床につく。
7. 指が後ろを指すように手をひっくり返す（図5.5）。
8. 手のひらを床に押し当て、頭頂を床に近づける。
9. お尻を天井に突き上げるようにしながら脚を伸ばす。
10. ストレッチを10-15呼吸ホールドする。

バリエーション
　前にブロックを置き、背すじを伸ばして立つ。両手をブロックにつく（図5.6）。背中を丸めて前屈するのではなく、背骨を前に伸ばしておく。脚を伸ばす。

安全のアドバイス
　両膝を軽く曲げて過伸展にならないようにする。下背部に負担がかからないようにコアを少し引き締めておく。

ハーフスクワットのポーズ Half Squat Pose

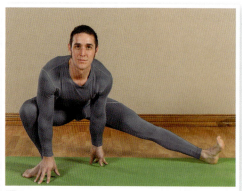

図5.7

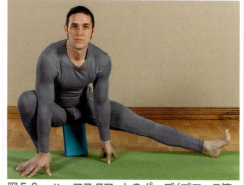

図5.8 ハーフスクワットのポーズ（ブロック使用）

筋肉
ハムストリング（半腱様筋、大腿二頭筋、半膜様筋）

1. 開脚前屈から、胸の下で床に手をつく。
2. 両足のつま先をやや外に向ける。つま先と膝の向きをそろえること。
3. 右膝を曲げ、手を右足のほうにずらし、右膝が足首の上にくるようにする。
4. 右膝を曲げながら、左脚を伸ばす。
5. 左足をフレックスにして、つま先を天井に向ける。
6. 腰を落とし、胸は起こす。必要ならば手をついて体を安定させる（図5.7）。
7. 右手で右ももを軽く押すとストレッチが深まる。
8. 右踵は床につけても、床から浮かしてもよい。
9. このポーズを5-10呼吸ホールドし、反対側も同様に行う。

バリエーション
　右踵を高く上げて右膝を曲げる。完全に右に移動せず、左脚にストレッチを感じるところまでにする。ブロックに座る方法もある（図5.8）。

安全のアドバイス
　どのバリエーションでも、膝の内側ではなく、ハムストリングにストレッチを効かせること。膝に負担がかかるなら、脚をゆっくり外旋または内旋させ、膝が痛くないようにする。左足をフレックスにせず、床につけてもよい。

座位の前屈　Seated Forward Fold

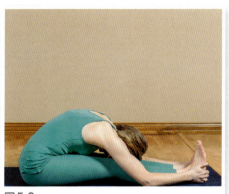

図5.9

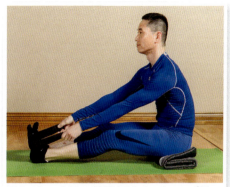

図5.10　座位の前屈（毛布とストラップ使用）

筋肉
ハムストリング（半腱様筋、大腿二頭筋、半膜様筋）

1. 両脚を前に伸ばして座る。
2. 膝をくっつけて脚をそろえ、足をフレックスにして、つま先を天井に向ける。
3. 背すじを伸ばし、両腕を天井のほうに伸ばす。
4. 股関節で折れて、上体を前傾させる。
5. 手で足をつかむ。ストレッチを深めるには、頭の重みですねに伏せる（図5.9）。
6. ストレッチを10-20呼吸ホールドする。

バリエーション

毛布の上に座る。両膝を軽く曲げておく。足にストラップをかけて、ハムストリングにストレッチを感じる位置でストラップを持つ（図5.10）。

安全のアドバイス

下背部を守るためにコアを少し引き締めておく。下背部の緊張が強いようなら、少し力を抜く。ハムストリングにストレッチを効かせること。

三角のポーズ Triangle Pose

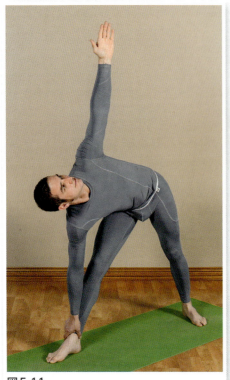

図5.11

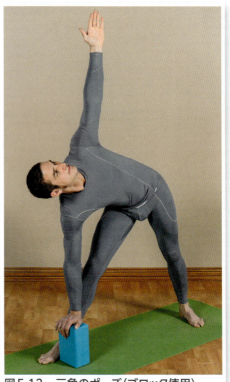

図5.12　三角のポーズ（ブロック使用）

筋肉
ハムストリング（半腱様筋、大腿二頭筋、半膜様筋）

1. 下向きの犬のポーズからスタート。右足を両手の間に踏み出す。
2. 左足のつま先を外に向けて踵を下ろし、上体を起こして立つ。
3. 足の間隔は脚の長さくらい、右足の踵と左足の土踏まずを一直線にそろえる。
4. 脚を伸ばしたまま、右腕を前に伸ばす。
5. 上体を前傾させる。背骨は丸めずに伸ばしておく。右尻を後ろに押す。
6. ストレッチを感じたら、右手を下げてすねに置くか、床につく。
7. 左腕を右腕の延長線上に伸ばす（図5.11）。
8. 尾骨を左踵のほうに引き下げ、背骨は前に伸ばす。
9. このポーズを5-10呼吸ホールドし、反対側も同様に行う。

バリエーション
前の足の片側にブロックを置き、手をブロックにつく（図5.12）。

安全のアドバイス
背骨を伸ばしておく。腰痛の原因になるので背中を丸めないこと。

足首交差前屈　Crossed Ankles Forward Fold

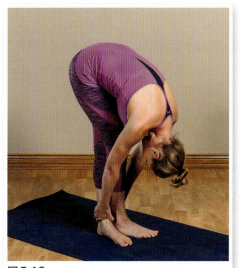

図5.13

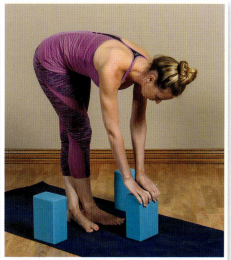

図5.14　足首交差前屈（ブロック使用）

筋肉
ハムストリング（半腱様筋、大腿二頭筋、半膜様筋）

1. 直立する。
2. 右を上にして足を交差させ、右足を床につく。
3. 踵どうしをくっつけ、つま先を扇形に開く。
4. 両足の母指球でしっかり床を踏み、踵の親指側が浮かないようにする。
5. 両膝を曲げて前屈し、足の前に両手をつく。
6. 両脚を伸ばす。ただし前の膝は少し曲がる。
7. 両足をしっかり床に押し当てておく。
8. 前屈したまま、手を右に移動させる。左手をできるだけ右に伸ばすとストレッチが深まる。
9. 今度は手を左に移動させる。右手をできるだけ左に伸ばすとストレッチが深まる。
10. 手をセンターに戻す。
11. 前屈したまま、片手または両手で足首をつかむとバランスの練習になる（図5.13）。
12. ストレッチを5-10呼吸ホールドし、反対側も同様に行う。

バリエーション
床に手がつかない場合はブロックを使う（図5.14）。

バリエーション：ツイステッドフラットバック
足を腰幅に離して立つ。両膝を深く曲げて前屈する。左手の指4本を右足の外側にひっかけ、

（次ページにつづく）

足首交差前屈（つづき）

右手のひらを下背部に当てる。鎖骨を引っ張るように上体を伸ばし、ねじったフラットバックのポジションになる。左腕を伸ばしたまま、右脚を伸ばすが左膝は曲げておく。右肩を後ろにねじる。ストレッチを深めるには、右にねじりながら上背部を前傾させる。このポーズを5-10呼吸ホールドし、反対側も同様に行う。

　ハムストリングが柔らかい人は、両脚を伸ばしてねじる。指を足の下にひっかけるのが難しければ、手で脚の外側をつかむか、足の外側にブロックを置く。

安全のアドバイス

　このポーズでは膝の過伸展が起こりやすい。過伸展に注意し、必要ならば膝を軽く曲げておく。

ランナーのためのバックランジのポーズ
Runner's Back Lunge Pose

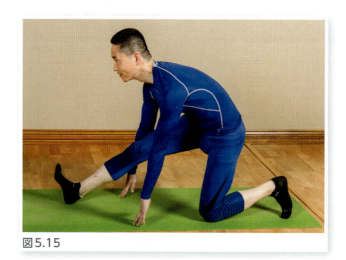

図5.15

筋肉
ハムストリング（半腱様筋、大腿二頭筋、半膜様筋）

1. 下向きの犬のポーズから、右足を前に踏み出して左膝を床につく。
2. 両手を右ももに置き、右膝を前に出し、左の股関節を前下方に落とす。右膝が足首より前に出ないようにすること。
3. 手を床につく。右手は右脚の外側に、左手は右脚の内側につく。
4. 左のつま先を立て、腰を左足のほうに引いて右足を伸ばす。お尻は左踵に触れない。宙に上げておく。
5. 右足をフレックスにして、つま先を上に向ける（図5.15）。
6. 手を前にずらし、ハムストリングにストレッチを感じるまで頭を下げる。
7. このポーズを5-15呼吸ホールドし、反対側も同様に行う。

バリエーション

ハムストリングがとても硬い人は、右脚の内側か外側に置いたブロックに手をついて、上体の前傾を少なくする。

安全のアドバイス

後ろの膝が痛いときは、膝の下に毛布を敷く。

座位の開脚前屈　Seated Wide-Legged Forward Fold

筋肉
ハムストリング（半腱様筋、大腿二頭筋半膜様筋）

1. 両脚を前に伸ばして座り、脚を大きく開く。
2. 足をフレックスにして、つま先を天井に向ける。
3. お尻の後ろに手をつき、床を押して背すじを伸ばす。
4. 手を前につき、手を遠ざけていく。できれば前腕、次に額を床につける（図5.16）。無理をせず、ストレッチを感じるところまででよい。ストレッチを10-20呼吸ホールドする。

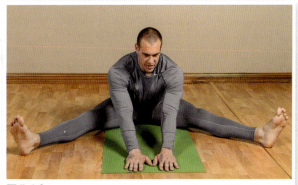

図5.16

バリエーション

背すじを伸ばして座るだけで十分なストレッチになる人もいる。それよりストレッチを深めるには、お尻の後ろにブロックを置き、ブロックに手をつく（図5.17）。前腕や額が床につかない人は、前にブロックを置いて床面を上げてもよい。

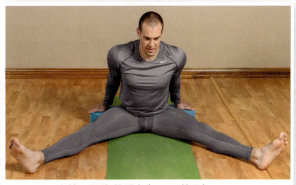

図5.17　座位の開脚前屈（ブロック使用）

安全のアドバイス

ハムストリングをじっくりストレッチするとき、膝の内側が痛くならないようにするには、足をフレックスにして、つま先を上に向けておく。

ねじって頭を膝につけるポーズ Revolved Head to Knee Pose

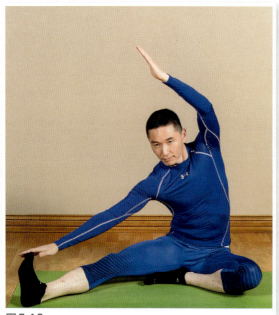

図5.18

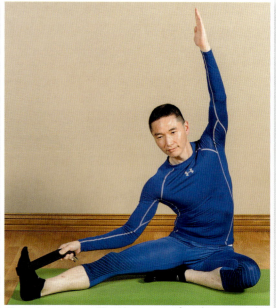

図5.19　ねじって頭を膝につけるポーズ（ストラップ使用）

筋肉
ハムストリング（半腱様筋、大腿二頭筋、半膜様筋）

1. 脚を大きく開いて座る。左膝を曲げ、左足裏を右脚の内ももにつける。
2. 右手で右足をつかむ。右腕は右脚の内側にする。
3. 左肩を後ろにねじって左腕を頭上に伸ばし、上体を右に倒す。胸を天井に向けてねじる（図5.18）。できれば左手でも右足をつかむ。
4. このポーズを5-10呼吸ホールドし、反対側も同様に行う。

バリエーション
右足にストラップをかける（図5.19）。右手でストラップをできるだけ短く持つ。ストラップを持ったまま、左肩を後ろにねじり、左腕を頭上に伸ばす。

安全のアドバイス
肩に負担がかかることがある。腕を頭上に伸ばす代わりに、背中に回すか、体側に下げる。

頭を膝につけるポーズ Head to Knee Pose

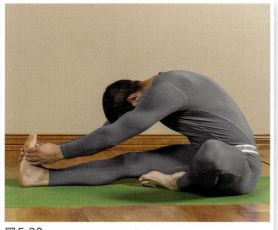

図5.20

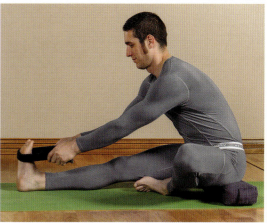

図5.21　頭を膝につけるポーズ（ボルスターとストラップ使用）

筋肉
ハムストリング（半腱様筋、大腿二頭筋、半膜様筋）

1. 両脚を前に伸ばして座る。
2. 左膝を胸に引き寄せ、右ももの内側に左足をつく。
3. 左膝を床のほうに倒す。
4. 背すじを伸ばし、両腕を天井のほうに伸ばす。前屈し、両手で右足をつかむ。
5. 肩を丸めず、背骨を伸ばしたまま、頭の重みで右脚に伏せる（図5.20）。
6. ストレッチを5-10呼吸ホールドし、反対側も同様に行う。

バリエーション
　ハムストリングが硬い人は、毛布かボルスターの上に座り、お尻を高くする。足にストラップをかけるとストレッチの補助になり、足をつかめるようになるまでじっくり練習していける（図5.21）。

安全のアドバイス
　ハムストリングが硬いと背中に負担がかかることがあるので、腰痛になったり、筋肉を痛めたりしないようにゆっくりポーズに入る。

ローランジのポーズ Low Lunge Pose

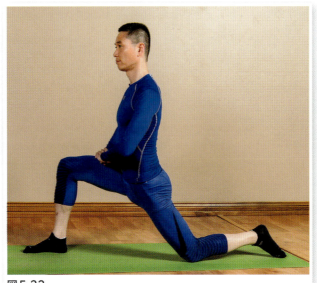

図5.22

筋肉
大腿四頭筋（大腿直筋、外側広筋、中間広筋、内側広筋）

1. 下向きの犬のポーズからスタート。右足を両手の間に踏み出す。
2. 左膝を床につく。
3. 両手を右ももに置く。
4. 肩を後ろに引いて骨盤の上に重ね、背すじを伸ばす。
5. 右膝を前に出す。膝が足首より前に出ないようにすること。
6. 腰と左ももを前下方に落とす（図5.22）。
7. このポーズを10-15呼吸ホールドし、反対側も同様に行う。

バリエーション
5でホールドする練習をしながら、少しずつ完全なローランジのポーズになれるようにする。

安全のアドバイス
後ろの膝を保護するために毛布を敷く。

ローランジのポーズのバリエーション Low Lunge Pose Variation

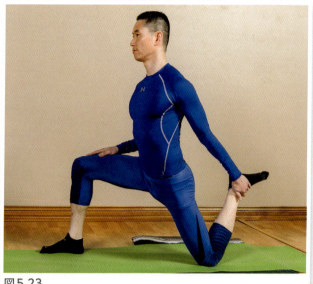

図 5.23

筋肉
大腿四頭筋（大腿直筋、外側広筋、中間広筋、内側広筋）

1. 右脚が前、左膝を床についたローランジのポーズからスタート。
2. 腰を後ろに引いて左膝の上にもってくる。
3. 左手を後ろに伸ばし、同時に左足をマットから浮かして天井のほうに上げる。
4. 左足の外側をつかむ。
5. 右膝を前に出してローランジに戻る（図5.23）
6. 左腕を伸ばしたまま、肩をマットの上辺に対して平行にする。
7. 無理のない範囲で、左肘を曲げて、左踵を左尻に引き寄せる。
8. このポーズを5-10呼吸ホールドし、反対側も同様に行う。

バリエーション
　後ろの足をつかむのが難しければ、足にストラップをかける。また、バランスを補助するには、前の脚の内側か外側にブロックを置き、前の手をブロックにつく（図5.24）。足をつかまずに腕を上に伸ばす。

安全のアドバイス
　後ろの膝を保護するために毛布を敷く。後ろの足をつかむときは、ハムストリングがつったりしないようにゆっくり行う。

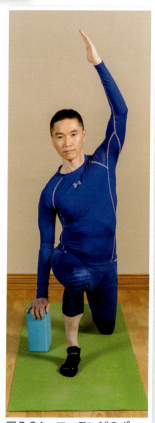

図5.24　ローランジのポーズのバリエーション（ブロック使用）

脚の緊張をほぐす：ハムストリングと大腿四頭筋

三日月のポーズ　Crescent Lunge Pose

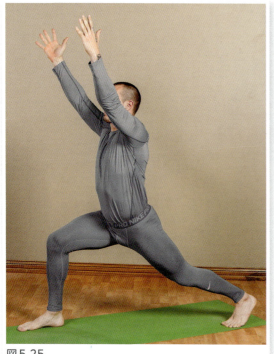

図5.25

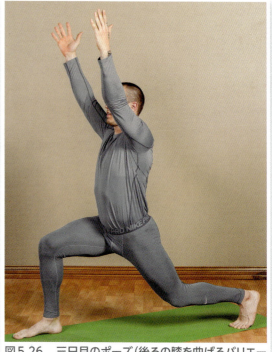

図5.26　三日月のポーズ（後ろの膝を曲げるバリエーション）

筋肉
大腿四頭筋（大腿直筋、外側広筋、中間広筋、内側広筋）

1. 下向きの犬のポーズからスタート。右足を前に踏み出して右手の後ろにつく。
2. 後ろの膝を床から浮かしたまま、踵を後ろに押す。
3. 肩が骨盤の上にくるまで上体を起こし、両腕を天井のほうに伸ばす。
4. 前の膝が足首より前に出ないようにする。
5. 下腹部を締め、尾骨を引き下げて下背部に負担がかからないようにし、背骨を伸ばす。
6. 前の膝を深く曲げ、後ろの踵を後ろに押す。腰が少し落ちる（図5.25）。
7. このポーズを5-10呼吸ホールドし、反対側も同様に行う。

バリエーション
　三日月のポーズのまま、後ろの膝を深く曲げて床に近づける（図5.26）。尾骨を引き下げ、下腹部を締める。大腿四頭筋にストレッチを感じること。

安全のアドバイス
　下背部に負担がかかりやすいポーズ。コアを引き締めながら、尾骨を引き下げておいて、後ろの膝を曲げると腰痛になりにくい。

ハイランジのポーズ High Lunge Pose

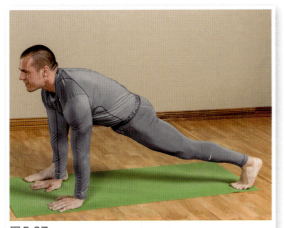
図 5.27

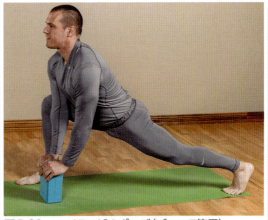
図 5.28　ハイランジのポーズ（ブロック使用）

筋肉
大腿四頭筋（大腿直筋、外側広筋、中間広筋、内側広筋）

1. 下向きの犬のポーズから、右足を両手の間に踏み出す。
2. 右手を右足の内側につく。
3. 右足をマットの右端までずらし、肩のスペースを空ける。
4. 肩甲骨を下げる。
5. 両手を床に押し当て、やや胸を起こし、前方を見る。
6. 右膝を曲げ、左踵を後ろに押す（図5.27）。
7. 腰を落とす。
8. このポーズを5-10呼吸ホールドし、反対側も同様に行う。

バリエーション
　背中が丸くなるなら、ブロックを一番高くして右足の内側に置いて床面を上げ、両手をブロックにつく（図5.28）。このポーズがきついなら、後ろの膝を床についてローランジの練習をする。

安全のアドバイス
　オーバーストレッチにならないように、ゆっくりポーズに入る。膝に負担がかからないように気をつけ、必要ならばバリエーションに従う。

ねじったハイランジのポーズ　Twisting High Lunge Pose

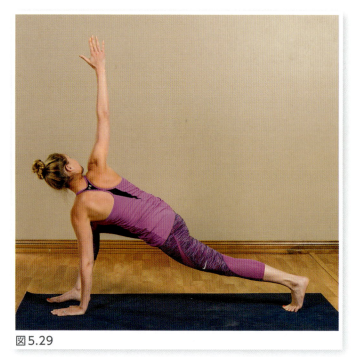

図5.29

筋肉
大腿四頭筋（大腿直筋、外側広筋、中間広筋、内側広筋）

1. 右足を前に踏み出したハイランジのポーズからスタート。
2. 左手に体重をかける。
3. 右腕を天井のほうに伸ばし、上体を右にねじる（図5.29）。
4. 右膝を前に出し、同時に左踵を後ろに押す。
5. 左ももを落とすが床にはつけない。
6. このポーズを5-10呼吸ホールドし、反対側も同様に行う。

バリエーション
　ハイランジまでのステップは同じ、上体をねじるが、後ろの膝を床につく。膝の下には毛布を敷く。あるいは、左手をブロックについて上体を高くする。

安全のアドバイス
　背中に負担がかからないようにコアを少し引き締めておく。

壁を使ったストレッチ Wall Stretch

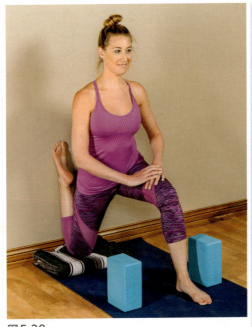

図5.30

筋肉
大腿四頭筋（大腿直筋、外側広筋、中間広筋、内側広筋）

1. 壁ぎわにマットを敷く。
2. 壁に背を向けて四つんばいになる。
3. 右脚を後ろに上げて、膝を曲げたまま、すねを壁につけ、つま先を天井に向ける。
4. 右膝を床まですべり下ろし、すねと足の甲だけ壁につける。
5. 左膝を床から上げて、左足を床につく。
6. 両手を左ももに置き、胸を起こす。
7. ゆっくりと左足で床を踏んで、お尻と上体を壁に近づける。
8. 右尻が右踵に触れたら、お尻を左にずらして右踵が右尻の外側に触れるようにする。
9. お尻と背中をゆっくり壁のほうに傾ける（図5.30）。
10. ストレッチを10-20呼吸ホールドし、反対側も同様に行う。

バリエーション
右膝にクッションとなるものを敷き、右膝を壁から2cmくらい離す。大腿四頭筋が硬い人は、2個のブロックを左足の左右に置いて両手をつき、上体を起こさないようにする。

安全のアドバイス
強度の高いストレッチなので、膝に負担がかからないように気をつけ、大腿四頭筋をターゲットにする。

鳩の王のポーズ King Pigeon Pose

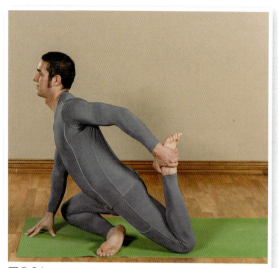

図5.31

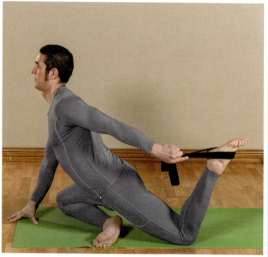

図5.32　鳩の王のポーズ（ストラップ使用）

筋肉
大腿四頭筋（大腿直筋、外側広筋、中間広筋、内側広筋）

1. 下向きの犬のポーズからスタート。右膝を曲げて胸に引き寄せる。
2. 右手の後ろに右膝をつく。
3. 右足を左手のほうにずらす。
4. 左脚を後ろに伸ばす。
5. 骨盤を後ろにずらして、マットの上辺に対して平行にする。
6. 左の肩越しに見て、左脚が股関節から一直線に伸びていることを確認する。
7. 左膝を曲げ、左手を後ろに伸ばして足か足首をつかむ。
8. 肩と骨盤を正面に向けて前方を見る。左腕は伸ばしておく。
9. 左肘を曲げ、踵を殿筋に引き寄せてストレッチを深める（図5.31）。
10. このポーズを5-10呼吸ホールドし、反対側も同様に行う。

バリエーション
足か足首をつかむのが無理なら、足にストラップをかける（図5.32）。

安全のアドバイス
膝に負担をかけないように注意する。膝を手の後ろにつかず、両手の間につき、正座に近いポジションで行う。踵を殿筋に引き寄せるときは、ハムストリングがつらないように気をつける。つったら、脚を曲げるのはやめて伸ばしておき、ハムストリングのストレッチは避ける。

側屈を加えたローランジのポーズ Side-Bending Low Lunge Pose

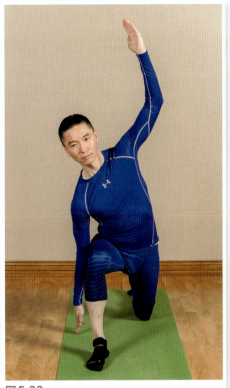

図5.33

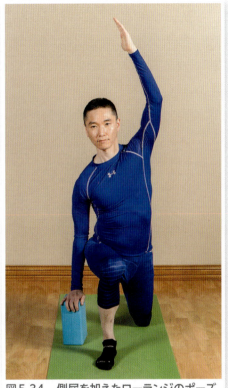

図5.34　側屈を加えたローランジのポーズ（ブロック使用）

筋肉
大腿四頭筋（大腿直筋、外側広筋、中間広筋、内側広筋）

1. 下向きの犬のポーズから、右足を前に踏み出し、左膝を床についてローランジのポーズになる。
2. 上体を起こし、肩と骨盤を一直線にそろえ、腰を前に押してローランジになる。
3. 右腕を体側に下げ、左腕は天井のほうに伸ばす。
4. ローランジのまま、上体をゆっくり右に傾けていき、右手の指先で床に触れる（図5.33）。
5. 左の体側にストレッチを感じるまで肩を後ろか前に動かし、ストレッチをホールドする。
6. 上体が前のめりにならないようにする。
7. このポーズを10-15呼吸ホールドし、反対側も同様に行う。

バリエーション
右手の下にブロックを置いて床面を上げ、ゆっくりと手をブロックにつく（図5.34）。

安全のアドバイス
コア下部を少し引き締めて背中を守る。

片脚のカエルのポーズ　One-Legged Frog Pose

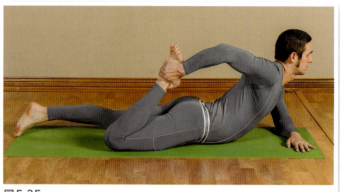

図5.35

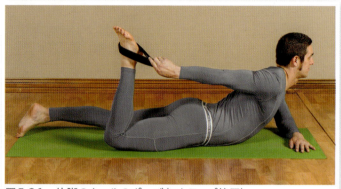

図5.36　片脚のカエルのポーズ（ストラップ使用）

筋肉
大腿四頭筋（大腿直筋、外側広筋、中間広筋、内側広筋）

1. 腹ばいになる。
2. 胸を起こして前腕を床につき、肘と肩を垂直にそろえる。
3. 右膝を曲げる。
4. 右手を背中に回し、右足の甲をつかむ。
5. 右肘を曲げて右足を右尻に引き寄せる（図5.35）。
6. 胸と尾骨を引っ張り合うようにして背骨を伸ばす。
7. このポーズを5-10呼吸ホールドし、反対側も同様に行う。

バリエーション
　大腿四頭筋または肩が硬すぎて足をつかめない人は、足にストラップをかけるとしっかりストレッチできる（図5.36）。

安全のアドバイス
　下背部が湾曲しないように、コアを引き締めて背骨を伸ばすことを意識する。

横たわった英雄座　Reclining Hero Pose

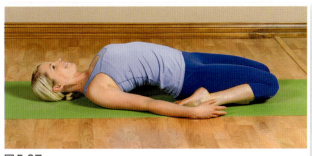

図 5.37

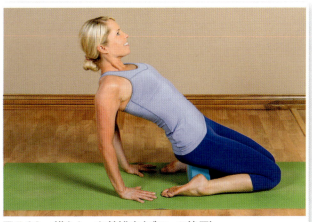

図 5.38　横たわった英雄座（ブロック使用）

筋肉
大腿四頭筋（大腿直筋、外側広筋、中間広筋、内側広筋）

1. 正座する。
2. 足を腰幅に離し、膝は閉じる。
3. 足の間にお尻を落として床につける。
4. ゆっくりと手を後ろにつきながら仰向けになる（図 5.37）。
5. 尾骨を膝のほうに引き下げて背中を伸ばすが、膝は閉じたまま床から浮かないようにする。
6. 腕は力を抜いて脇に置く。
7. このポーズを10-15呼吸ホールドする。

バリエーション
　大腿四頭筋が硬いか膝に痛みがある人は、お尻の下にブロックを置く（図 5.38）。ブロックを使う場合は、仰向けにならずに上体を起こしておく。

安全のアドバイス
　膝と背中に負担がかからないように注意する。このポーズがきついならバリエーションに従う。

ねじったローランジのポーズと大腿四頭筋ストレッチ
Twisting Low Lunge Pose With Quadriceps Stretch

筋肉
大腿四頭筋（大腿直筋、外側広筋、中間広筋、内側広筋）

1. 下向きの犬のポーズから、右足を前に踏み出してローランジのポーズになる。
2. 右足の内側に両手をつく。
3. 背骨を伸ばしておく。
4. 左手に体重をかけ、左膝を曲げる。
5. 上体を右にねじり、右手を背中に回して左足をつかむ（図5.39）。
6. 背後のどこかに視線を定め、背骨のツイストを保つ。
7. 右膝を曲げて腰を前にずらし、左踵を左尻に引き寄せる。
8. このポーズを5-15呼吸ホールドし、反対側も同様に行う。

バリエーション
大腿四頭筋が硬い人は、左手をブロックについて床面を上げ、ストレッチの強度を下げる（図5.40）。ブロックは、ゆっくりと楽にポーズに入る補助にもなる。

安全のアドバイス
後ろの膝を毛布か小さめのボルスターで支えて膝の負担を軽くする。このストレッチでは、後ろの踵とお尻を一直線にそろえることがポイント。後ろの足を反対側のお尻に引き寄せるのでは楽になりすぎる。

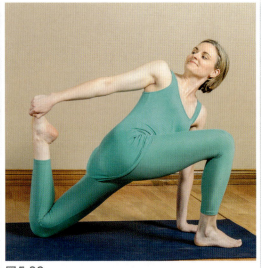

図5.39

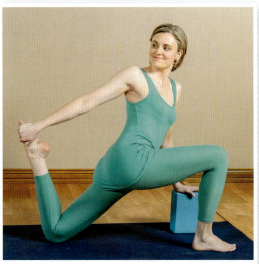

図5.40　ねじったローランジのポーズと大腿四頭筋ストレッチ（ブロック使用）

まとめ

　本章では、上腿の二大筋群、あらゆるスポーツやトレーニングにおいてきわめて重要なハムストリングと大腿四頭筋のストレッチの基本を説明しました。本章のポーズは、この2つの筋群のストレッチをターゲットにしています。2つの部位のストレッチに関連するポーズを1日に数分でも行えば、体にもパフォーマンスにもプラスになるはずです。

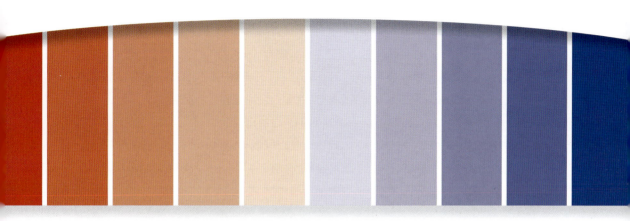

センターから強さを放つ： 背骨とコア

　コアが強ければ、けがを予防でき、コーディネーション（協調運動）も向上します。腹部、背中、骨盤帯の筋力をつけると、フィールドでの安定性、バランス、スピードが改善されます。コアの筋肉は体のパワーハウスとも呼ばれます。強いパワーハウスをもてば、試合中に要求される敏捷な瞬発的運動に有利になります。それに加え、この安定性とバランスは、筋肉が酷使される試合中であっても、アスリートをけがから守ってくれます。

　強いコアは、腹筋運動をすれば手に入るというものではありません。コアの上部と下部の筋力をつけることは、全身のバランスにとって重要です。たくさん走るスポーツは関節に影響を及ぼし、ひいては腰痛を引き起こす可能性があります。強いコアを維持し、走るときにコアを使えば、腰痛をはじめ、体の痛みを減らすことができます。強いコアを維持すれば、強く、安定したパワーハウスの筋肉のおかげで、スピードが増し、パフォーマンスが高まります。強いパワーハウスを維持すれば、なめらかに動くことができるので、少ないエネルギーでタイムと敏捷性が向上することになります。

　コアの柔軟性を保つことは、体のほかの部分の柔軟性を保つことに等しく重要です。後屈ポーズは、ぜひ練習に組み込むべき価値のあるものです。コアのトレーニングで体が温まってから、後屈ポーズを行って体の前面をストレッチしましょう。前かがみの姿勢（猫背）は、ランニ

ング、自転車、ゴルフなどのアスリートによく見られます。こうしたスポーツの動作は前かがみの姿勢を助長するからです。コアの強化に後屈を組み合わせると、姿勢を正しい状態に戻して改善し、腰痛や肩こりなどの背部痛を予防する効果があります。

　後屈ポーズでストレッチされるのはコアだけではありません。肩、胸、腹筋、腰筋、股関節の屈筋、大腿四頭筋など、体の前面全体がストレッチされるのです。ストレッチと同時に、背骨周辺をしっかり支えるために背筋も強くなり、上体の筋力バランスがよくなります。安全に後屈ポーズをとるポイントは、コアを引き締めておくことです。背中を守るために、下背部を折るように反らしてはいけません。後屈では背骨を伸ばしておくことを意識してください。

　背骨をねじる運動は、背骨の筋肉の可動性を維持し、消化器系を浄化します。背骨をねじると、内臓が圧縮されるので、内臓にストレスがかかり、循環が阻害されます。背骨をねじるのをやめると、血液が一気に内臓に流れ、内臓に酸素と栄養を供給します。新鮮な血流は、細胞から蓄積された老廃物を除去し、不純物が消化管を流れるのを促進します。

キム・ハーシュ
テニス選手

　テニスの試合ではヨガに大いに助けられています。筋肉のストレッチ、柔軟性の維持、コアの強化という理由はもちろんですが、バランスと安定性が格段によくなるからです。もう1つ、ヨガに教えられた大切なことは呼吸です。ヨガと瞑想で呼吸のコントロールを学びました。そのおかげで平静を保ちやすくなり、集中力も高まりました。試合ではビジュアライゼーション（視覚化）も活用しています。今では、目を閉じて自分が望むことを視覚化できるようになりました。たとえば、すごいサーブやショットを打つイメージです。ほんとうに効き目があります。選手として試合に出るだけでなく、中学や高校でコーチもしています。ライアンから教わったヨガのテクニックとスキルを全面的に採用して、若いアスリートたちに教えています。ヨガと瞑想なしでは今のレベルで戦うことはできなかったと信じて疑いません。

背骨のツイスト

背骨のツイストは、腹筋、体側の筋肉、背筋をストレッチしながらねじる上体全体のエクササイズです。このストレッチとツイストは、背骨はもちろん、椎骨につながるすべての筋肉と結合組織の可動性と柔軟性も高めます。背骨の可動性を維持し、柔軟性を獲得すれば、スポーツパフォーマンスにおいて敏捷な瞬発的運動が増えます。背中のけがを予防し、フィールドやコートにいるときの全身の安定性を維持することもできます。

仰向けの背骨ツイスト Supine Spinal Twist

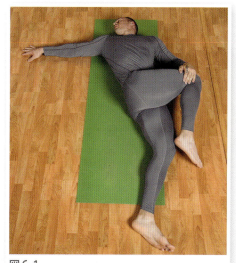

図6.1

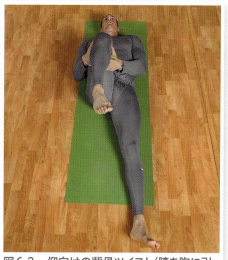

図6.2 仰向けの背骨ツイスト(膝を胸に引き寄せるバリエーション)

筋肉
前鋸筋、脊柱起立筋、外・内腹斜筋、腰方形筋

1. 仰向けになる。右膝を胸に引き寄せる。
2. 左脚は床に伸ばす。
3. 左手を添えて右膝を左に倒す。
4. 右腕を右に伸ばし、手のひらを床につける(図6.1)。
5. 右を見る。
6. ツイストを10-20呼吸ホールドし、反対側も同様に行う。

バリエーション
ツイストはせずに膝を胸に抱えておく(図6.2)。

安全のアドバイス
ツイストして背中に痛みを感じたら、膝を胸に引き寄せるバリエーションのほうを行う。

伸展した体側を伸ばすポーズとねじった三日月のポーズ
Extended Angle Pose and Twisted Crescent Lunge Pose

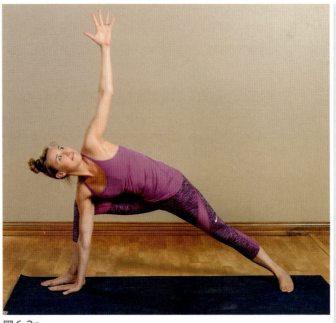

図6.3a

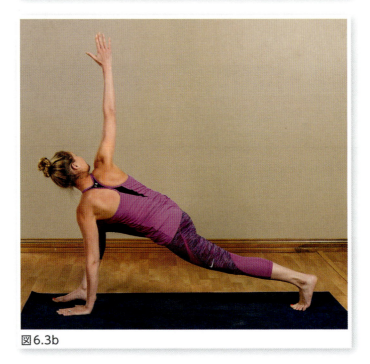

図6.3b

筋肉
外・内腹斜筋、腹横筋、脊柱起立筋、腰方形筋、大殿筋、内転筋、腰筋、恥骨筋、中殿筋
大腿筋膜張筋

1. 下向きの犬のポーズから、右足を両手の間に踏み出す。左足のつま先を外に向けて踵を下ろし、上体を起こして立つ。
2. 右足の踵と左足の土踏まずを一直線にそろえる。足を大きく離す。
3. 左足の踵をつま先より少し後ろに向けて足を斜めにする。
4. 右膝を曲げて、膝と足首を垂直にそろえる。
5. 右手を右足の内側につく。
6. 右肘を軽く曲げて、右膝が足首より前に出ないように補助する。
7. 胸を開いて、右腕の延長線上に左腕を伸ばす。
8. 左足の外側を床に押し当て、土踏まずと左の内ももを少し引き上げる(図6.3a)。
9. 伸展した三角のポーズを3-5呼吸ホールドする。
10. 下を見て、左手を床につく。
11. 左足の踵を上げて母指球でバランスをとる。
12. 背骨を伸ばしたまま上体を右にねじり、右腕を上に伸ばす(図6.3b)。
13. ねじった三日月のポーズを3-5呼吸ホールドする。
14. 下を見て、伸展した三角のポーズに戻る。3-5呼吸ホールドしてから、ねじった三日月のポーズに戻る。
15. このシークエンスを無理のない範囲で反復してから、反対側も同様に行う。

バリエーション
　2つのポーズの間につなぎの運動を入れる。あるいは、ポーズをホールドせず、息を吸って伸展した三角のポーズになり、息を吐いてねじった三日月のポーズになる。呼吸に合わせてポーズを切り替える。手を床につかず、足の内側にブロックを置いて、それに手をついてもよい。

安全のアドバイス
　ツイストしたとき背中に負担がかからないように注意する。背骨を丸めずに伸ばしておく。負担が大きい場合、ツイストを浅くするか、ツイストを省く。

膝を閉じた仰向けの背骨ツイスト
Supine Spinal Twist With Knees Together

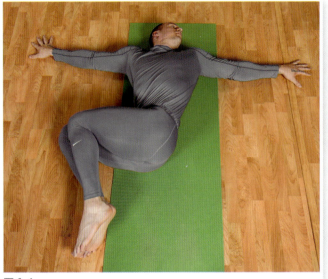

図6.4

筋肉
前鋸筋、脊柱起立筋、外・内腹斜筋、腰方形筋

1. 仰向けになる。両膝を胸に引き寄せる。
2. 両腕を真横に広げ、手のひらを床につける。
3. 膝と踵をくっつけておく。
4. 両脚を右に倒す（図6.4）。
5. 骨盤の左右を縦に重ねる。
6. 右を見る。
7. ツイストを5-10呼吸ホールドし、反対側も同様に行う。

バリエーション
膝を胸に引き寄せて抱えたまま、心地よいところまで脚を倒す。

安全のアドバイス
背中に痛みを感じたら、ツイストはせずに膝を胸に引き寄せておくか、脚を倒すのを途中までにする。

仰向けの背骨ツイストとワシのポーズの脚
Supine Spinal Twist With Eagle Legs

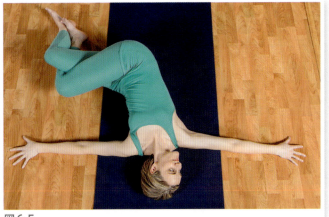

図6.5

筋肉
腰方形筋、脊柱起立筋、外・内腹斜筋

1. 仰向けになる。
2. 両腕を真横に広げ、手のひらを床につける。
3. 両膝を曲げて床に足をつく。
4. 右脚を左ももに交差させる。
5. 左足を床から浮かし、できれば、右足首を左足首の下にひっかける。
6. 両脚を左に倒しながら右を見る（図6.5）。
7. ツイストを5-10呼吸ホールドし、反対側も同様に行う。

バリエーション
足首をひっかけることができなければ、無理にやらないこと。脚を交差させて、両足をくっつけておくだけでよい。

安全のアドバイス
膝や背中に痛みがあれば、バリエーションに従う。

座位の背骨ツイスト　Seated Spinal Twist

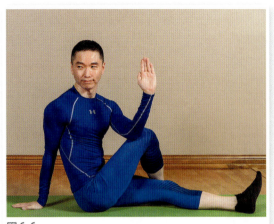
図6.6

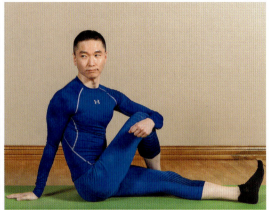
図6.7　座位の背骨ツイスト（腕で膝を抱えるバリエーション）

筋肉
腰方形筋、脊柱起立筋、広背筋、外・内腹斜筋

1. 両脚を前に伸ばして座る。
2. 右膝を曲げて胸に引き寄せ、左ももをまたいで床に足をつく。
3. 右手を後ろにつく。
4. 左肘を曲げて、肘を右膝の外側に当てる。
5. 右手で床を押して背骨を伸ばす。
6. 左肘で静かに右膝を押して上体をねじる（図6.6）
7. 左脚は足をフレックスにして伸ばしておく。
8. このポーズを5-10呼吸ホールドし、反対側も同様に行う。

バリエーション
　左腕で右膝を抱える（図6.7）。あるいは、後ろにつく手の下に小さめのブロックか毛布を置いて背骨を伸ばしやすくする。

安全のアドバイス
　背中が痛くなったら、ツイストをあまり深くしないこと。太ももをまたがずに、太ももの内側で足をついてツイストを浅くする方法もある。

ねじった椅子のポーズ Twisting Chair Pose

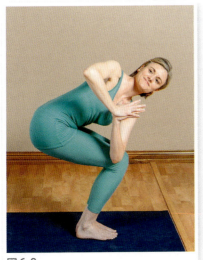

図6.8

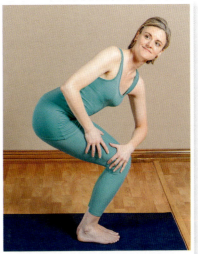

図6.9　ねじった椅子のポーズ（手を太ももに置くバリエーション）

筋肉
外・内腹斜筋、前鋸筋、脊柱起立筋、僧帽筋

1. 直立する。
2. 両膝を曲げて、椅子に座るように腰を落とす。
3. 踵に体重をかけ、胸を起こして合掌する。
4. 背骨を伸ばしたまま、左肘を右膝の外側につける。
5. 右手で左手を押し下げ、上体を右にねじる（図6.8）。視線は天井のほうに向ける。
6. 骨盤を正面に向け、膝を閉じておく。
7. このポーズを5-10呼吸ホールドし、反対側も同様に行う。

バリエーション
両手を右ももに置いて右にツイストする（図6.9）。

安全のアドバイス
背骨を伸ばしておく。背骨ツイストになったとき下背部に負担がかからないように骨盤は正面に向けておく。

ねじった三日月のポーズ Twisting Crescent Lunge Pose

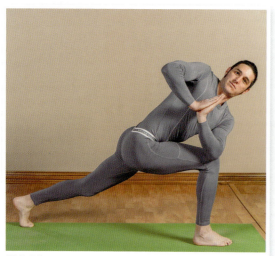

図6.10

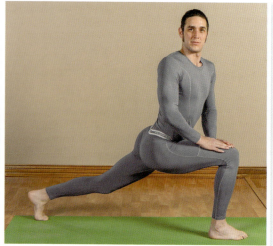

図6.11　ねじった三日月のポーズ（手を太ももに置くバリエーション）

筋肉
脊柱起立筋、前鋸筋、僧帽筋

1. 下向きの犬のポーズからスタート。
2. 右足を両手の間に踏み出す。
3. 上体を起こして立つ。
4. 足を腰幅に離す。
5. 左踵を高く上げる。
6. 右膝を足首の真上にくるように曲げる。
7. 胸の前で合掌する。
8. 左肘を右膝の外側につける。
9. 両手を押し合わせて背骨を右にねじる（図6.10）。
10. ツイストしながら左踵をゆっくり後ろに押し、右膝は前に出す。
11. このポーズを10-15呼吸ホールドし、反対側も同様に行う。

バリエーション
両手を右ももに置いて右にツイストする（図6.11）。

安全のアドバイス
肩に負担がかからないように注意する。痛みがあるなら、バリエーションに従う。

ねじった三角のポーズ Twisting Triangle Pose

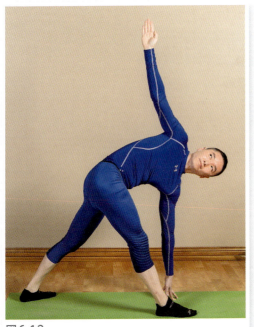

図6.12

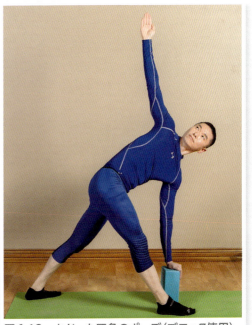

図6.13　ねじった三角のポーズ（ブロック使用）

筋肉
外・内腹斜筋、広背筋、大殿筋

1. 下向きの犬のポーズから、右足を右手の後ろに踏み出す。
2. 左足のつま先を外に向けて踵を下ろす。
3. 上体を起こして立つ。
4. 骨盤を正面に向け、両脚を伸ばす。
5. 股関節で折れて、背骨を前に伸ばす。
6. 右足の内側に左手をつく。
7. 上体を右にねじり、左腕の延長線上に右腕を伸ばす（図6.12）。
8. 後ろの足が浮かないように床に押し当て、骨盤はねじれないようにする。
9. このポーズを10-20呼吸ホールドし、反対側も同様に行う。

バリエーション
　床面を上げるには、右足の内側にブロックを置く。左手をブロックに、右腕を伸ばし、上体を右にねじる（図6.13）。

安全のアドバイス
　背中が丸くならないように、また膝が過伸展（関節がロックされるまで伸ばす）にならないようにする。

ねじった半月のポーズ Revolved Half Moon Pose

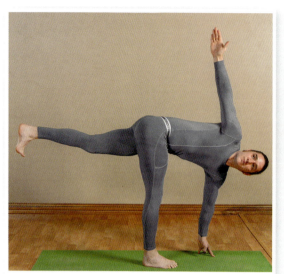

図6.14

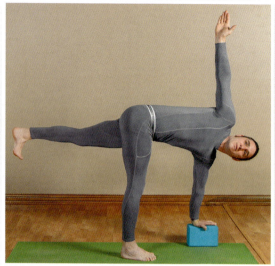

図6.15　ねじった半月のポーズ（ブロック使用）

筋肉
僧帽筋、脊柱起立筋、広背筋、前鋸筋、腹横筋、腹直筋

1. 下向きの犬のポーズから、右足を両手の間に踏み出す。
2. 左足を上げて右足でバランスをとる。
3. 左肩の下に左手をつく。
4. 右腕を天井のほうに伸ばす（図6.14）。
5. 左足をフレックスにして、つま先を床に向け、踵を後ろに押す。
6. 左脚を腰の高さに保ち、背骨を伸ばしておく。
7. このポーズを10-20呼吸ホールドし、反対側も同様に行う。

バリエーション
　左手をブロックについて上体を高くすると背骨のツイストが深くなる（図6.15）。ハムストリングが硬い人は、支持脚を曲げる。

安全のアドバイス
　支持脚を軽く曲げて膝が過伸展にならないようにする。無理にツイストしない。無理をすると腰痛になることがある。

ウィンドシールドワイパーツイスト　Windshield Wiper Twist

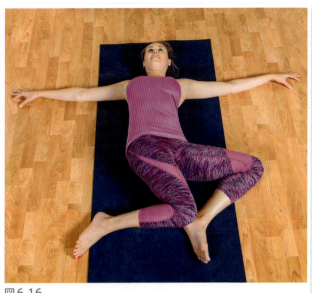

図6.16

筋肉
腰方形筋、大腿筋膜張筋、外・内腹斜筋

1. 仰向けになる。
2. 両膝を曲げて床に足をつく。
3. 左足首を右ももにのせる。
4. 右足をマットの右端までずらす。
5. 両脚をゆっくり左に倒す。左足首を右のももか膝のあたりにのせておく。
6. 両腕を真横に広げ、力を抜く。
7. 左足の重さで右膝を床に倒す（図6.16）。
8. このポーズを10-20呼吸ホールドし、反対側も同様に行う。

バリエーション
このストレッチを強くするには、左踵を右脚の付け根のほうにずらして片脚の蓮華座にしてから、右膝を曲げ、右手で右足を持って片脚の英雄座にする。

安全のアドバイス
膝に問題がある人は、ゆっくりポーズに入る。痛みがあるなら、膝をあまり深く曲げず、脚を伸ばしぎみにする。

キャットアンドカウ Cat ／ Cow

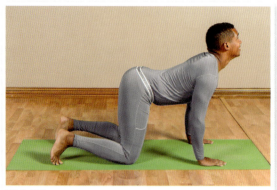

図6.17a

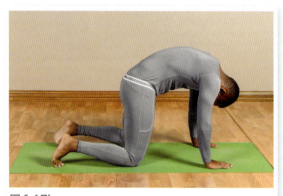

図6.17b

筋肉
腹直筋、脊柱起立筋、腰方形筋、僧帽筋

1. 四つんばいになる。
2. 息を吸いながら、背中を反らせて顎と尾骨を天井のほうに上げる(図6.17a)。
3. 息を吐きながら、尾骨を引き下げ、へそを見るように背中を丸める。手のひらで床を押して腕を伸ばしておく(図6.17b)。
4. 呼吸に合わせて、5-10回反復する。

安全のアドバイス
背中に痛みがある場合は、ゆっくり動く。このポーズに入るときは、背中を痛めないように腹筋を少し締めておく。

背骨のローリング　Spine Rolling

筋肉
**上腕三頭筋、ハムストリング、腓腹筋
ヒラメ筋、腰方形筋、脊柱起立筋
僧帽筋、腹直筋、大・小胸筋**

1. 下向きの犬のポーズからスタート（図6.18a）。
2. 踵を高く上げ、顎を胸に引き寄せる（図6.18b）。
3. 息を吐ききる。
4. 息を吸いながら、尾骨を引き下げ、背骨を反らせていき上向きの犬のポーズになり（図6.18c）、膝と顎をやや上げる。
5. 息を吐きながら、顎を胸に引き寄せて背骨を丸め、下向きの犬のポーズに戻る。
6. 呼吸に合わせて交互にポーズをとる。3-5回。下向きの犬のポーズかチャイルドポーズで休む。

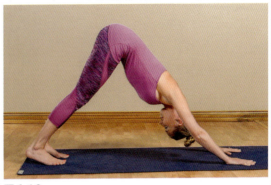

図6.18a

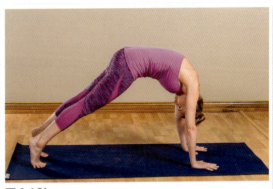

図6.18b

バリエーション
下向きの犬のポーズから、肩を手首の上に移動させて腕立て伏せの姿勢（板のポーズ［プランクポーズ］）になる。腰を落とし、腕を突っ張りながら胸を起こして上向きの犬のポーズになる。別のオプションとしては、下向きの犬のポーズのまま、踵をできるだけ床に押し当てるという方法もある。

安全のアドバイス
肩や下背部に痛みがある場合は、バリエーションのほうを行う。この動きには上半身の強さが必要なので、背中と肩に無理がないように気をつける。

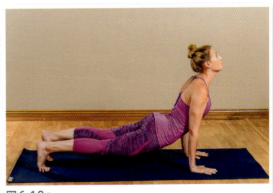

図6.18c

うつ伏せの背骨ツイスト Prone Spinal Twist

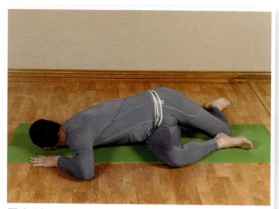

図6.19

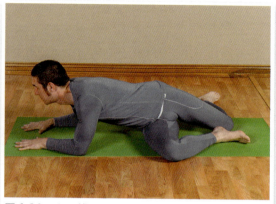

図6.20 うつ伏せの背骨ツイストのバリエーション

筋肉
腹直筋、腹横筋、腰方形筋、脊柱起立筋、広背筋、僧帽筋上部

1. 膝を曲げて座り、床に足をつく。
2. 足をマット幅に離す。
3. 両足を左にずらして横座りになる。
4. 手をハの字にして前につく。
5. 前腕を床につける。
6. 右を下にして骨盤の左右を縦に重ねる。
7. 胸を伏せながら顔を右に向け、左頬を床につける（図6.19）。
8. ツイストを10-15呼吸ホールドし、反対側も同様に行う。

バリエーション
　脚と骨盤のポジションは同じにするが、上体を伏せないで、手をついて上体を起こしておく（図6.20）。

安全のアドバイス
　背骨ツイストが深いポーズなので、ゆっくり行うか、まずバリエーションを行ってから深いツイストに移行する。

半分の魚の王のポーズ Half Lord of the Fishes Pose

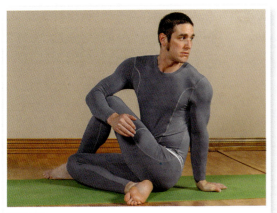

図6.21

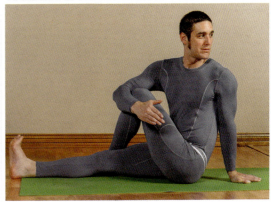

図6.22　半分の魚の王のポーズ（下の脚を伸ばすバリエーション）

筋肉
外・内腹斜筋、僧帽筋、腹直筋

1. 両脚を前に伸ばして座る。
2. 左膝を曲げて胸に引き寄せ、引き寄せたまま、右脚をまたいで床に足をつく。
3. 右膝を曲げ、右足を左脚の付け根にずらす。右膝を床につけておく。
4. 右腕を左膝に回し、膝を胸に抱える。
5. 左手を後ろにつく。
6. 左手でしっかり床を押し、背骨を伸ばす。
7. 右腕で左膝を胸に抱えたまま左にツイストする（図6.21）。
8. ツイストを10-15呼吸ホールドし、反対側も同様に行う。

バリエーション
　右脚を曲げずに伸ばしておく（図6.22）。こうすると股関節やハムストリングが硬い人でもツイストしやすくなる。

安全のアドバイス
背中に負担がかからないようにゆっくり、ていねいにツイストする。

コア

　コアは、あらゆるスポーツやトレーニングにとって重要な部分です。強いコアは、体をけがから守り、パフォーマンスの質を高めてくれます。週1、2回重点的にコアをトレーニングすることはアスリートにとって有益です。コアの各ポーズを練習するときは、コアを引き締めて強く保ってください。最高の結果を得るには、じっくりと、コアに意識を向けて行い、痛みがあるのに無理をすることはやめましょう。

舟のポーズ　Boat Pose

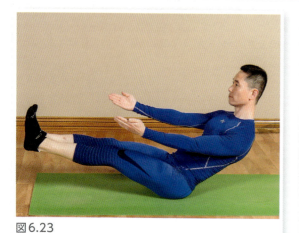

図6.23

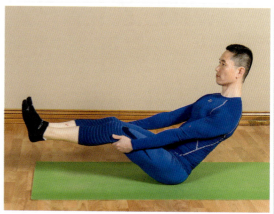

図6.24　舟のポーズ（膝を曲げるバリエーション）

筋肉
外・内腹斜筋、腹直筋、腹横筋、脊柱起立筋

1. マットの上に座る。
2. 膝を曲げてマットに足をつく。
3. 背すじを伸ばし、腕を前に伸ばす。
4. 上体を後ろに倒し、坐骨と尾骨の間でバランスをとる。
5. 脚を伸ばして45度の角度に上げる（図6.23）。
6. 脚は閉じて、やや内旋させておく。
7. 肩を下げて胸を張る。
8. 5-10呼吸ホールドし、2-5回行う。

バリエーション
　腕を伸ばしてハムストリングを抱え、膝を曲げたまま足をマットから浮かす（図6.24）。背中を丸めないようにして、坐骨でバランスをとって座る。

安全のアドバイス
　このポーズでは腰痛が問題になることがあるので、コアを引き締めて下背部を守ることを意識する。

ワシ（クランチ） Eagle Crunch

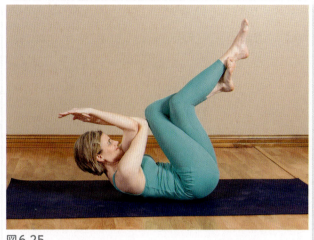
図6.25

筋肉
腹横筋、腹直筋

1. 仰向けになり、膝を曲げて床に足をつく。
2. 両腕を天井のほうに伸ばす。
3. 左肘の下に右腕を巻きつけ、両肘を曲げる。
4. 手のひらを合わせる。
5. 右脚を左ももに深く交差させる。
6. 左足を床から浮かす。
7. できれば、右足首を左足首の下にひっかける。
8. 息を吸いながら、指先を頭頂のほうに、つま先を床のほうに伸ばす。
9. 息を吐きながら、頭を起こして右肘と右ももを近づける（図6.25）
10. 頭を起こしたまま、この運動を呼吸に合わせて2-4回反復する。反対側も同様に行う。

バリエーション
　無理に手のひらを合わせたり、足首を深く交差させたりする必要はない。このポジションがつらい場合は、手を後頭部に当てて、シンプルなクランチを行う。

安全のアドバイス
　首や肩に負担がかかるなら、バリエーションに従う。

ニートゥーエルボー　Knee to Elbow

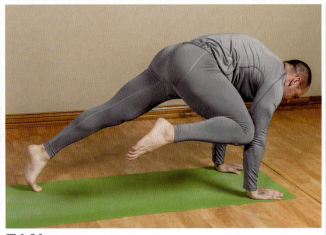

図6.26

筋肉
腹直筋、腹横筋

1. 下向きの犬のポーズから、息を吸いながら、右脚を天井のほうに上げて3本足の下向きの犬のポーズになる。
2. 息を吐きながら、肩を手首の上に移動させて板のポーズ（プランクポーズ）になると同時に右膝を曲げて右肘に引きつける（図6.26）。
3. 息を吸いながら、右脚を後ろに伸ばして3本足の下向きの犬のポーズに戻る。
4. 息を吐きながら、板のポーズになると同時に右膝を左肘に引きつける。
5. 呼吸に合わせてこの運動を反復し、左脚も同様に行う。10回1セットを左右3セットずつ。

バリエーション
　左膝を床につく。位置は股関節の真下より後ろ。右膝を肘に引きつけて、脚を後ろに伸ばすという運動を反復するだけにする。これで十分に筋力をつけてから、下向きの犬のポーズと板のポーズで行うニートゥーエルボーに進む。

安全のアドバイス
　バリエーションの場合、膝の下にクッションとなるものを置く。

コア下部と殿部の引き上げ　Lower Core Hip Lift

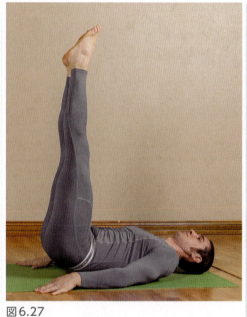

図6.27

筋肉
腹横筋

1. 仰向けになる。
2. 両腕を体側に伸ばして手のひらを床につける。
3. 両脚を伸ばして垂直に上げる。
4. 肩を下げて耳から遠ざけておく。
5. 息を吐きながら、お尻を少し持ち上げ、つま先を天井に近づける（図6.27）。
6. 息を吸いながら、お尻をゆっくり下げる。
7. 呼吸に合わせて反復する。10回1セットを2セット。

バリエーション
膝を曲げる。

安全のアドバイス
コアをしっかり使い、背中に負担をかけないように下背部を床につけておく。

ウィンドシールドワイパー　Windshield Wipers

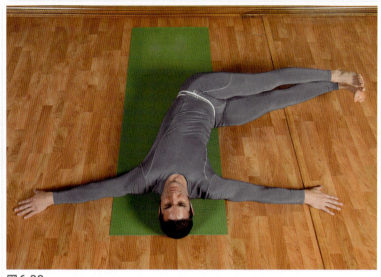

図6.28

筋肉
外・内腹斜筋、腹直筋、腹横筋

1. 仰向けになる。
2. 腕を真横に広げ、手のひらを床につける。
3. 両脚を伸ばして垂直に上げる。
4. 脚をセンターにして息を吸う。
5. 息を吐きながら、脚を床すれすれまで右に倒す（図6.28）。
6. 息を吸いながら、脚をセンターに戻す。
7. 息を吐きながら、脚を左に倒す。
8. この運動を呼吸に合わせて反復する。左右で1回。1セット5回を2-4セット。

バリエーション
脚を垂直に上げて膝を直角に曲げた状態で同様に行う。

安全のアドバイス
背中に負担がかからないように下背部を床に押し当ててコアを引き締めておく。

両脚の上げ下げ I Two-Leg Lower and Lift

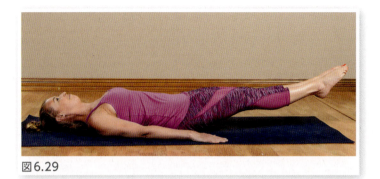

図6.29

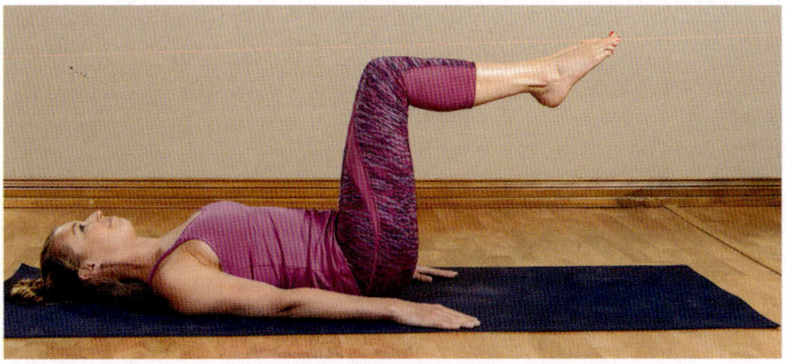

図6.30　両脚の上げ下げ（膝を曲げるバリエーション）

筋肉
腹横筋

1. 仰向けになる。
2. 両脚を伸ばす。両腕を体側に伸ばして手のひらを床につける。
3. 肩を床に押し当て、顎をやや上げて、両脚を床から少し上げる（図6.29）。
4. 脚をぴったり閉じる。
5. 息を吐きながら、お尻を床から浮かす。
6. 息を吸いながら、お尻をゆっくり床に戻す。
7. コアを引き締めながら、好きなだけ反復する。

バリエーション
　股関節と膝を直角に曲げる。膝を真上に上げ、お尻をゆっくり床に戻す。この運動を呼吸に合わせて反復する（図6.30）。

安全のアドバイス
　顎をやや上げて頸椎を床から浮かしておく。腰痛を防ぐために、コアを引き締めながらゆっくり動く。

片脚のフィンガーティップクランチ One-Leg Fingertip Crunch

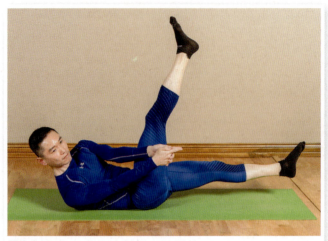

図6.31

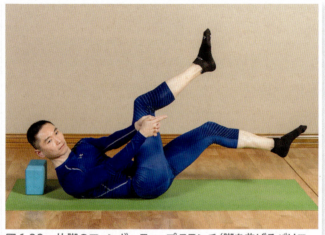

図6.32　片脚のフィンガーティップクランチ（脚を曲げるバリエーション）

筋肉
腹直筋

1. 仰向けになる。
2. 息を吸いながら、両脚を垂直に上げる。下背部を床に押し当てる。
3. 息を吐きながら、頭と肩を起こし、左脚を床すれすれに下げる。
4. 腕を前に伸ばし、指先で右のハムストリング（太もも後面）にタッチする（図6.31）。
5. 頭と肩は起こしておく。
6. 息を吸いながら、脚を入れ替える。息を吐きながら、指先で左のハムストリングにタッチする。
7. 正しいフォームを保ち、呼吸に合わせて反復する（回数は任意）。

バリエーション

上げた脚を直角に曲げ、指先でタッチせずに両腕を前に伸ばし、最後までコアをしっかり使うことに集中する（図6.32）。首が緊張するなら、枕のように頭をブロックにのせる。

安全のアドバイス

背中に負担がかからないようにコアを引き締めて、強く保つ。首の緊張をゆるめるには頭をブロックにのせる。

スライディングニータック　Sliding Knee Tuck

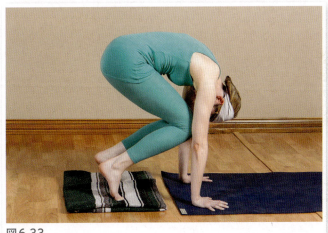

図6.33

筋肉
腹横筋

1. 足の下に毛布を敷くか、ソックスを履く。
2. 板のポーズになる。
3. 肩を下げて耳から遠ざけ、手で床を押す。
4. 息を吸って腹部をへこませる。
5. 息を吐きながら、両膝を胸に引き寄せて、足をスライドさせる（図6.33）。顎を胸につける。
6. 息を吸いながら、足を後ろにスライドさせて板のポーズに戻る。
7. 呼吸に合わせて好きなだけ反復する。

バリエーション

膝を胸に引き寄せるのが難しければ、板のポーズのまま、腹部をへこませてコアのトレーニングをする。

安全のアドバイス

板のポーズになって、ポーズをホールドするか、スライド運動をするとき、腹部をたるませて、コアをゆるめないこと。背中に負担をかけないように体を一直線に保ち（板のポーズで）、コアを引き締めておく。

板のポーズ（プランクポーズ）で踵の運動
Plank Pose With Heel Movement

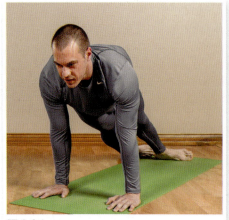
図6.34a

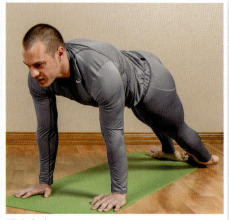
図6.34b

筋肉
腹横筋、外・内腹斜筋

1. 足を腰幅に離して板のポーズになる。
2. 手を床に押し当て、肩を下げて耳から遠ざけ、手首の上の位置で安定させる。
3. 息を吸って腹部をしっかりへこませる。
4. 息を吐きながら、上体は動かさずに両踵を右に倒して床につける（図6.34a）。
5. 息を吸いながら、踵を上げてセンターに戻す。息を吐きながら、踵を左に倒して床につける（図6.34b）。
6. 正しいフォームを保ちながら、好きなだけ反復する。

バリエーション
踵を左右に倒さずに板のポーズをホールドする。

安全のアドバイス
踵の運動をするか、板のポーズをホールドするときコアを引き締めておくと、背中にかかる負担が最小になる。

バイシクル　Bicycle

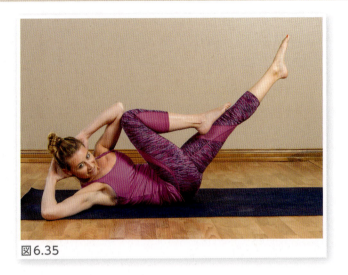

図6.35

筋肉
腹直筋、腹横筋

1. 仰向けになる。
2. 肘を張って指を後頭部に軽く添える。
3. 両膝を胸に引き寄せながら頭と肩を起こす。
4. 息を吸う。息を吐いて、左脚を伸ばして宙に上げると同時に上体を右にねじり、左肘を右膝にできるだけ近づける(図6.35)。
5. 息を吸って、脚を入れ替え、息を吐いて、右脚を伸ばして上体を左にねじる。正しいフォームを保ちながら、呼吸に合わせて反復する。1セット10-20回を3セット。

バリエーション
脚の運動は同じで、後頭部に指を添えるのではなく、腕を前に伸ばす。

安全のアドバイス
手を後頭部に添えると頭を前に押してしまいがちで首を痛める原因になる。そうなるならバリエーションに従ってコアに集中する。

後屈

　背骨が柔軟だと下背部の硬さや緊張がやわらぎ、多くのスポーツで要求される可動性が得られます。後屈ポーズは背中以外の全身の筋肉も同時にストレッチします。けがを予防するために、必ずウォームアップをしてから後屈ポーズを行うようにしてください。背骨を守り、緊張した筋肉をほぐすために、後屈ポーズのカウンターポーズとして、私はいつもシンプルな背骨ツイストをおすすめしています。背中をリラックスさせる下向きの犬のポーズやチャイルドポーズも、後屈ポーズが連続した後に加えるべきカウンターポーズです。

橋のポーズ　Bridge Pose

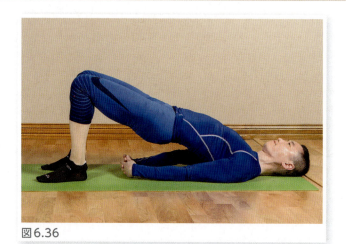

図6.36

筋肉
腹直筋、大腿四頭筋、腰筋、大・小胸筋、三角筋前部、上腕二頭筋、烏口腕筋

1. 仰向けになる。両膝を曲げて床に足をつく。
2. 両腕を体側に伸ばす。
3. 肩を床に押し当て、耳から遠ざける。
4. 足を踏みしめて、腰を持ち上げる。
5. 膝と胸で引っ張り合うように背骨を伸ばす。
6. 両肩を寄せて、体の下で手を組む。
7. 前腕で床を押す(図6.36)。
8. 殿筋の力を抜き、背骨を伸ばしておく。

バリエーション
お尻の下にブロックを置き、腕は力を抜いて脇に置く。

安全のアドバイス
下背部を痛めないように、反るのではなく背骨を伸ばすことを意識する。

車輪のポーズ（上向きの弓のポーズ） Wheel Pose

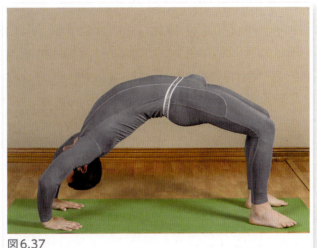

図6.37

筋肉
腰筋、恥骨筋、長・短内転筋、縫工筋、大腿直筋、腹直筋、腹横筋、三角筋、広背筋、大胸筋
上腕二頭筋、前頸部の筋肉

1. 橋のポーズからスタート（前ページの説明と図6.36参照）。手をほどいて、耳の横に手をつき、肘を曲げる。
2. 指先は足に向ける。
3. 肘を開かないで両肘を平行にする。
4. 手で床を押して肩を持ち上げる。頭頂部が床につくまで持ち上げ、そっと頭で支える。
5. 次に、もっとしっかり床を押して、腕が伸びるまで体を持ち上げる（図6.37）。
6. 後屈をやめるには、肘を曲げ、顎を胸につけ、まず肩をつけて、橋のポーズに戻る。
7. 最後に背中をつける。

バリエーション
ストラップで輪をつくって上腕を通す。こうすると体を持ち上げるために筋肉を使えるようになり、関節を意識しなくてよい。このポーズでは後屈が深すぎる、あるいは肩がとても硬いという場合、橋のポーズにとどめるのが難易度を下げる最良の方法。

安全のアドバイス
このポーズでは肩と下背部に注意。肩がとても硬い人は、橋のポーズだけにする。下背部が硬い人は、橋のポーズかブロックを使う橋のポーズから練習する。

弓のポーズ Bow Pose

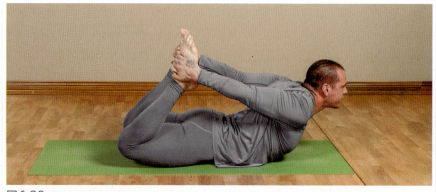
図6.38

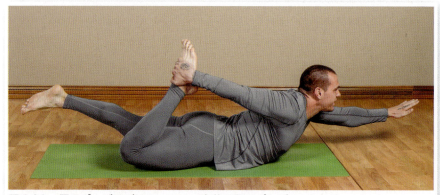
図6.39　弓のポーズのバリエーション、半分の弓のポーズ

筋肉
大胸筋、三角筋前部、上腕二頭筋、腹直筋、腰筋、恥骨筋、長・短内転筋、縫工筋、大腿直筋

1. 腹ばいになり、腕を体側に伸ばし、額を床につける。
2. 両膝を曲げる。
3. 後ろに手を伸ばして足首か足をつかむ。
4. 足で手を押し返し、頭を起こして前を見る。
5. 手を押し返しながら足を上げる(図6.38)。
6. 尾骨をやや引き下げ、胸は前に押し出して背骨を伸ばしておく。
7. 5-10呼吸ホールドを2、3回行う。

バリエーション
両足ではなく、片足ずつつかむ(図6.39)。反対側の腕と脚は伸ばしておく。

安全のアドバイス
腰痛にならないように、反るのではなく背骨を伸ばすことを意識する。

ラクダのポーズ Camel Pose

筋肉
腰筋、大腿四頭筋、小胸筋、上腕二頭筋、腹直筋三角筋前部、前頸部の筋肉、前鋸筋

1. 膝立ちになる。
2. 膝を腰幅くらいに離す。
3. 尾骨を両膝の間に引き下げ、殿筋の力を抜く。
4. 胸を張って天井に向け、太ももを前に押す。
5. 顎を引く。
6. 上背部をゆっくり後ろに傾け、右手を右踵につけてから、左手を左踵につける(図6.40)。
7. 首がつらくなければ、頭を後ろに垂らし、喉をストレッチする。
8. 胸を張ったまま、太ももを前に押し、尾骨を引き下げる。
9. 5-10呼吸ホールドを2、3回行う。1回ごとにチャイルドポーズを入れてリラックスする。

バリエーション
両手ではなく、片手ずつ踵につけて半分のラクダのポーズを行う(図6.41)。反対側の腕は天井のほうに伸ばす。

安全のアドバイス
膝が緊張する場合、毛布を敷く。

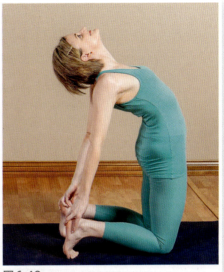

図6.40

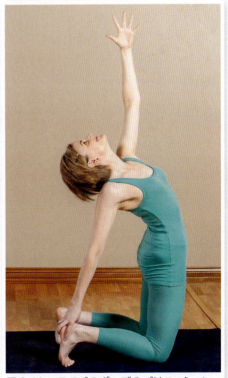

図6.41　ラクダのポーズのバリエーション、半分のラクダのポーズ

舞踏王のポーズ Dancer Pose

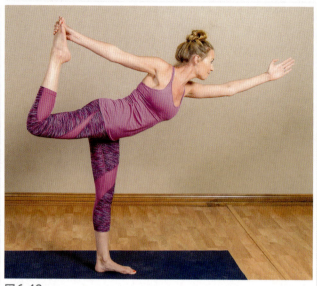

図6.42

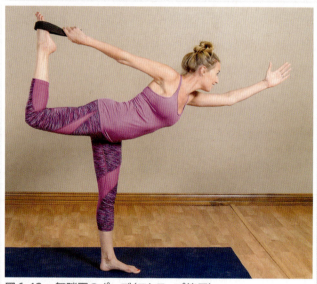

図6.43　舞踏王のポーズ（ストラップ使用）

筋肉

腰筋、恥骨筋、縫工筋、大腿四頭筋、ハムストリング、広背筋、大円筋、小胸筋、三角筋後部、腹直筋、上腕二頭筋

1. 背すじを伸ばして立ち、左足に体重をかける。
2. 右膝を曲げ、右手で右足の内側か右足首を持つ。
3. 左腕を前に伸ばす。

4. 右足を後ろに押しつつ、右足で右手を押し上げる(図6.42)。
5. 足で手を押しながら上体を前に倒し、前方を見る。
6. 尾骨を引き下げ、胸を前に伸ばす。
7. 5-10呼吸ホールドする。
8. 立位に戻り、反対側も同様に行う。

バリエーション
足にストラップをかける(図6.43)と背中、肩、膝に余裕ができる。

安全のアドバイス
背中を痛めないように、反るのではなく背骨を伸ばすことを意識する。

スフィンクスのポーズ　Sphinx Pose

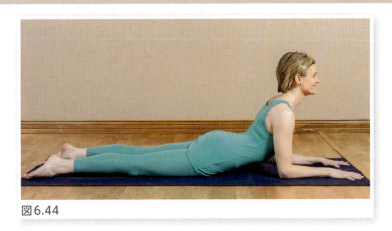

図6.44

筋肉
腹直筋、小胸筋

1. 腹ばいになる。
2. 前腕をついて上体を起こし、肩と肘を垂直にそろえ、指先を前に向ける。
3. 足の甲を床に押し当て、尾骨を踵のほうに引き下げながら前腕で床を押す。肘を強く後ろに引いて、胸を押し出す(図6.44)。
4. 肩を下げて耳から遠ざけ、前方を見る。
5. このポーズを5-10呼吸ホールドしたら、脱力して胸を下げる。

バリエーション
代わりにコブラのポーズを行う(次ページで解説、図6.45参照)。

安全のアドバイス
下背部を守るためにコアを少し引き締めておく。

コブラのポーズ Cobra Pose

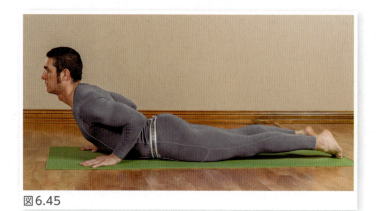

図6.45

筋肉
腹直筋、大腿四頭筋、縫工筋、大胸筋、三角筋

1. 脚を伸ばして腹ばいになり、腕は体側に伸ばし、額を床につける。
2. 肘を曲げて、胸の横で床に手をつく。
3. 額を床から上げ、手のひらで軽く床を押して、胸と背骨を前に引っ張りながら起こす（図6.45）。
4. 同時に、大腿四頭筋を締め、足の甲を床に押し当てて脚を伸ばす。
5. ポーズ中はコアを引き締め、尾骨を踵のほうに引き下げておく。

バリエーション
胸を前に引っ張るとき、足を床から浮かして脚をストレッチする。

安全のアドバイス
下背部を守るために尾骨を踵のほうに引き下げ、コアを引き締めておく。

バッタのポーズ　Locust Pose

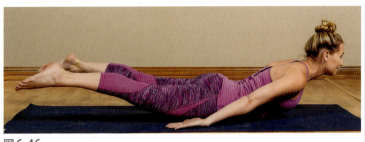

図6.46

筋肉
腹直筋、縫工筋、大腿四頭筋、三角筋、大・小胸筋

1. 脚を伸ばして腹ばいになり、腕は体側に伸ばし、額を床につける。
2. 額を上げ、腕は体側に伸ばしたまま、手の甲で床を押して、胸を前に引っ張りながら起こす。
3. 同時に、足の母指球を後ろに引っ張って太ももを床から浮かす(図6.46)。
4. コアを引き締めて、尾骨を引き下げておく。
5. 5-10呼吸ホールドする。

安全のアドバイス
　下背部で折れ曲がって腰痛を起こさないように、コアをしっかりさせ、反るのではなく全身を伸ばすことを意識する。

上向きの犬のポーズ　Upward-Facing Dog Pose

筋肉
**腹横筋、腹直筋、大腿四頭筋、縫工筋
腸腰筋、上腕二頭筋**

1. 脚を伸ばして腹ばいになり、額を床につける。
2. 肩の下に手をつき、肩を下げて耳から遠ざける。
3. 手で床を押して、胸を引っ張り起こしながら腕を伸ばしきり、肩甲骨を寄せる(図6.47)。

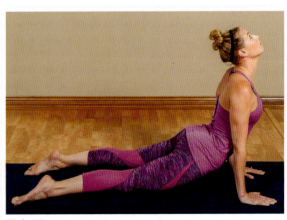

図6.47

(次ページにつづく)

センターから強さを放つ：背骨とコア　**133**

上向きの犬のポーズ（つづき）

4. 同時に、足の甲を床に押し当てて膝を浮かし、大腿四頭筋を締めて太ももも床から浮かす。

バリエーション

代わりにコブラのポーズを行う。

安全のアドバイス

背中に痛みがある場合、バリエーションに従う。

ワイルドシングのポーズ（荒武者のポーズ）Wild Thing Pose

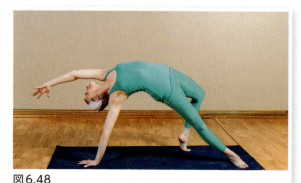

図6.48

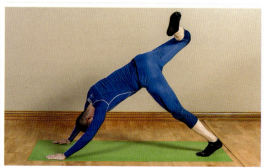

図6.49　ワイルドシングのポーズ（脚を上げるバリエーション）

筋肉

腹直筋、大胸筋、腸腰筋、大腿四頭筋、上腕三頭筋

1. 下向きの犬のポーズからスタート。左脚を天井のほうに高く上げ、膝を曲げて股関節を外旋させる（膝を上に向ける）。
2. 右足の外側を床につけ、フレックスにする。
3. 体を反転させて左脚をゆっくり下ろし、母指球を床につき、左腕を上げる。手のひらは下に向ける。
4. 左足の母指球で床を踏み、右腕で突っ張って、骨盤と胸を天井のほうに高く持ち上げる。頭を後ろに垂らす（図6.48）。5-10呼吸ホールドし、反対側も同様に行う。

バリエーション

1の状態で、深く呼吸しながらホールドする（図6.49）。

まとめ

背骨とコアは人間の体の安定にとって重要です。動きが悪く、弱ければ、痛みや硬直、けがを引き起こします。パワーハウスに重点を置いて筋力をつけ、可動性を高めれば、あらゆるスポーツのスピード、バランス、総合的なパフォーマンスが向上します。そうなれば、もっと効率的にエネルギーを使えるようになり、したがってタイムや敏捷性が改善し、けがを予防できます。

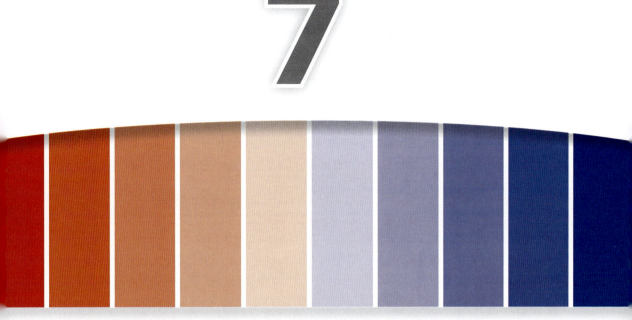

体の上部にパワーをつける：
肩、腕、首

　ほとんどの人は日々のストレスを首や肩、上背部にためています。エクササイズやトレーニングでも首や肩の緊張が増すことがあります。両者が重なると可動域が制限されたり、緊張性の頭痛が起こったりします。本章のストレッチは、首の筋肉を強く、柔軟にする効果があります。

　健全で制約のない状態ならば、肩は本来、体のどの部分よりも可動域が広いものです。肩は多数の筋肉、腱、骨から成り、それらが協力して作用することで流れるようになめらかな動きが生まれ、可動域が広がります。適切なストレッチと筋力トレーニングが強い肩をつくり、けがを減らします。そして肩が強く、柔軟なら、あらゆるスポーツや身体活動のパフォーマンス向上が期待できます。肩の動きが制限されたり、肩の可動性が不十分だったりすると、けがや持続的な痛みにつながる恐れがあります。肩の緊張にはシンプルなストレッチで対処できます。

　肩のストレッチの多くは、腕のストレッチにもなり、場合によっては手のストレッチ効果もあります。アスリートが腕の二頭筋、三頭筋、屈筋、伸筋のストレッチを行えば、さまざまなスポーツで有利になります。さらに、こうしたストレッチは、腕の完全伸展を可能にすることで腱の断裂を予防し、肘関節の機能も助けます。腕が柔軟で完全伸展するアスリートなら、その完全伸展のおかげでブロック、キャッチ、打つ、投げる、シュート、何にせよ、より長く、より高く腕を伸ばせます。

> ### アンディ・ムルンバ
> **NFL、ラインバッカー**
>
> 　これからシーズン開幕というタイミングでライアンは私にビジュアライゼーション（視覚化）を紹介してくれました。知ってはいましたが、それまできちんと実践したことはありませんでした。たいていはリラクゼーションの時間をビジュアライゼーションに当てますが、就寝前にも禅ミュージックを流しながら行うことがあります。そのおかげで、シーズンを通してポジティブでいられ、自信をもちつづけることができるし、近い将来、達成するのが楽しみになるような目標も自分で設定できます。現実逃避をビジュアライゼーションに変えたわけです。何事もポジティブな考え方をすれば、失敗するなんてありえないからです。ビジュアライゼーションは、正しく、継続的に行えばプラスに作用すると保証します。ヨガとビジュアライゼーションの組み合わせで、メンタルのコントロールがしやすくなり、余計なことを考えなくなりましたが、一番の恩恵は、アメリカンフットボール選手としての自分の能力に自信をもち、ポジティブでいられること。そのおかげで人としても成長できました。

肩と腕

　肩と腕の緊張をほぐして動きをよくしておけば、日常生活のストレスによる緊張が減るだけでなく、スポーツに必要な可動域も広がります。自分に最適なストレッチになるポーズを行う時間をとり、可動性のバランスをよくするために新しいポーズも採り入れましょう。

ワシ（腕のみ）　Eagle Arms

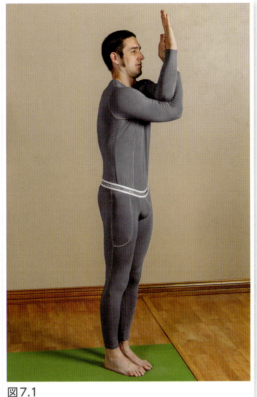

図 7.1

筋肉
菱形筋、僧帽筋中部、三角筋、棘上筋、棘下筋、小円筋、大円筋

1. 直立し、腕を前に伸ばす。手のひらは向かい合わせる。
2. 右肘を左肘の下にひっかけ、両肘を曲げる。
3. 左右の前腕を巻きつけるようにして手のひらを合わせる。
4. 前腕を前に押して胸から遠ざけ、指を天井のほうに上げる（図 7.1）。
5. ストレッチを 5-15 呼吸ホールドし、腕を組み替えて同様に行う。

バリエーション
　手のひらを合わせるのが難しければ、甲を合わせて、肘を曲げたまま前腕を前に押して上げることを優先する。

安全のアドバイス
　前腕を前に押すときは、オーバーストレッチにならないようにゆっくり動かす。

子犬のポーズのバリエーション Puppy Pose Variation

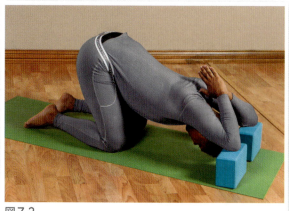

図7.2

筋肉
上腕三頭筋、僧帽筋、前鋸筋、大円筋、肩甲下筋

1. マットの端にブロックを2つ置く。
2. ブロックと向き合って四つんばいになる。
3. 右肘を右のブロックの手前側にのせる。
4. 左肘を左のブロックの手前側にのせる。
5. 手のひらを合わせる。
6. 頭を床に伏せる。
7. 両肘を曲げ、親指で上背部にタッチする(図7.2)
8. 腰をゆっくり後ろにずらしてストレッチを深める。

バリエーション
肘を曲げない。肩がとても硬い場合、肘を曲げると難易度が高くなりすぎる。

安全のアドバイス
頭を床に伏せるときは、ゆっくり動かして徐々にポーズに入る。

壁を使ったストレッチ Wall Stretch

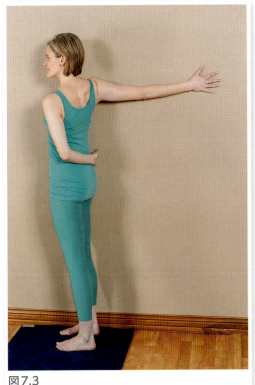

図 7.3

筋肉
小胸筋、三角筋、上腕二頭筋、大円筋、肩甲下筋、前鋸筋、前腕の屈筋

1. 壁際で壁に向き合って立つ。
2. 右腕を右に伸ばし、3時の位置で手のひらを壁につける。
3. 全身を左に回し、右の脇の下で壁に寄りかかる。
4. 左腕を背中に回す（図7.3）。
5. 左肩を左に回してストレッチを深める。
6. 2時と1時の位置でもストレッチしてから、左腕に替えて同様に行う。

バリエーション
肩がとても硬い人は、左に向くとき途中までにする。

安全のアドバイス
オーバーストレッチにならないように、ゆっくりストレッチする。特に肩が硬くなりがちな人は気をつける。

肩のストレッチを加えたシンプルなツイスト
Simple Twist With Shoulder Stretch

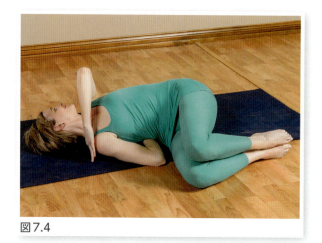

図7.4

筋肉
三角筋前部

1. 仰向けになり、手のひらを下にして両腕を真横に広げる。
2. 両膝を曲げて床に足をつく。足はそろえる。
3. 右尻を床から浮かす。
4. 右肘を曲げ、手首まで背中の下に差し込む。
5. 右手を右の肩甲骨まですべらせ、左手で右肩に触れる。
6. 右尻を床に戻す。
7. 両膝を右に倒して床につける（図7.4）。
8. 左を見る。
9. 10-20呼吸ホールドする。
10. 反対側も同様に行う。

バリエーション
膝を床に倒さずに立てたままにする。

安全のアドバイス
肘を深く曲げなければならないので、肘に負担がかからないように気をつける。痛いときは、すぐポーズをやめること。

針の糸通しのポーズ　Thread the Needle Pose

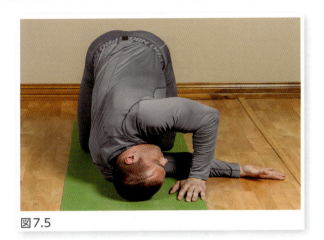

図7.5

筋肉
三角筋、僧帽筋、棘上筋、棘下筋

1. 四つんばいになり、肩と手首、股関節と膝を垂直にそろえる。
2. 右腕を左の脇の下に通す。
3. 左肘を曲げて右の肩と耳を床につけ、右肩に体重をかける（図7.5）。
4. 左手で床を押して左肩を背中側にねじり、右肩をストレッチする。
5. 5-10呼吸ホールドする。
6. 反対側も同様に行う。

バリエーション
肩を完全に床につけられないなら、頭をブロックにのせる。

安全のアドバイス
頭に全体重をかけないこと。頸椎ではなく、肩に体重をかける。

肩の回旋（ストラップ使用）
Shoulder Rotation With Strap

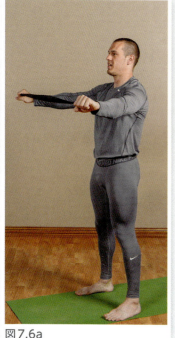

図7.6a

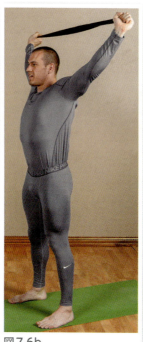

図7.6b

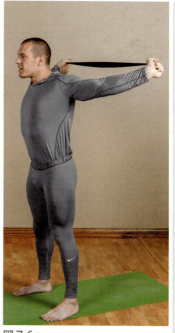

図7.6c

筋肉
大・小胸筋、肩甲下筋、大円筋

1. 足を腰幅に離して立つ。山のポーズのように背すじを伸ばして立つ。
2. 両手でストラップを持ち、腕を前に伸ばす（図7.6a）。
3. 手の間隔を肩幅よりやや広くしてストラップを持ち、腕は伸ばしておく。
4. 息を吸いながら、腕を伸ばしたまま頭上に上げる（図7.6b）。
5. 息を吐きながら、ゆっくりと腕を背中側に落とす（図7.6c）。
6. ストラップの両端に手をずらしていき、腕を下げきる。
7. 息を吸って腕を頭上に戻し、息を吐いて前に戻す。
8. これを呼吸に合わせて反復する。10回1セットを2セット。

バリエーション
腕を背中側に下げきるのではなく、ストレッチを感じるまで頭上に上げてホールドする。

安全のアドバイス
最近、肩のけがをした場合はやらないこと。

十字のポーズ Crisscross Pose

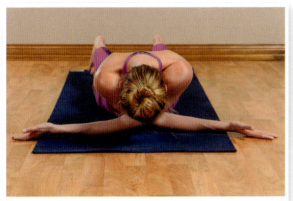

図7.7

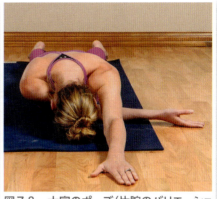

図7.8 十字のポーズ（片腕のバリエーション）

筋肉
三角筋、僧帽筋、棘上筋、棘下筋、菱形筋

1. 腹ばいになり、前腕を床につく。
2. 右手のひらを上に向ける。
3. 右手を左腕の下に通し、右肘を床につける。
4. 左手のひらを上に向け、左手を右にすべらせて、左肘を床につける（図7.7）。
5. できれば、床に肘をつけたまま腕の交差を深くする。
6. 頭を床に伏せ、腕に体重をかける。
7. ストレッチを深めるには、つま先を立てて体重を前に押してから頭を伏せる。
8. 10-20呼吸ホールドし、腕を組み替えて同様に行う。

バリエーション
4で腕を交差させずに、左腕を前に伸ばして、頭と体重を床にあずける（図7.8）。

安全のアドバイス
肩のけがや問題がある場合は、おすすめできない。

開胸のポーズ Open Chest Pose

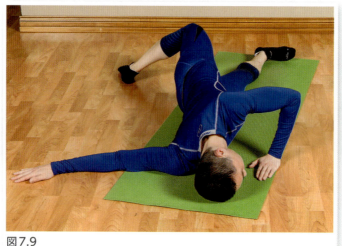
図7.9

筋肉
大胸筋、三角筋、肩甲下筋、大円筋、前腕の屈筋

1. 腹ばいになる。
2. 右腕を真横に伸ばす。
3. 左肩の下に左手をつく。
4. 顔を左に向ける。
5. 左膝を曲げ、右脚をまたいで左足を床につく。左膝を天井に向ける。
6. 左手で床を押して左肩を背中側にねじる(図7.9)。
7. 10-20呼吸ホールドし、反対側も同様に行う。

バリエーション
5で脚を反転させずに、体を右に転がすだけにする。

安全のアドバイス
最近、肩のけがをした場合は、やらないほうがよい。

支えのある魚のポーズと肩のストレッチ
Supported Fish Pose With Shoulder Stretch

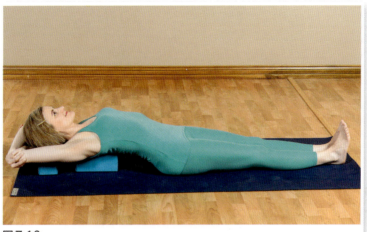

図7.10

筋肉
大円筋、肩甲下筋、前鋸筋、小胸筋、上腕三頭筋

1. マットの上にブロックを2つ並べる。
2. 1つ目のブロックを一番低くして縦に置く。
3. それより上に2つ目のブロックを横にして置く。
4. 1つ目のブロックから30cmくらい離れて、ブロックに背を向けて座る。
5. 上体を後ろに倒して前腕で体を支える。
6. ゆっくりと仰向けになる。1つ目のブロックが肩甲骨の間にくる。
7. 頭は2つ目のブロックにのせる。
8. 脚を前に伸ばし、そろえる。
9. 腕を天井のほうに伸ばし、両肘を曲げる。
10. 反対側の肘をつかむ。
11. 前腕を頭頂のほうに下ろす(図7.10)。
12. 10-20呼吸ホールドする。
13. 腕を組み替える。

バリエーション
肩がとても硬く、このポーズで心地よさを感じない人は、腕を横に伸ばして手の甲を床につける。

安全のアドバイス
2つ目のブロックは枕のようなもの。頭の支えになり、首が楽な好みの高さにする。

開脚前屈（ストラップ使用）
Wide-Legged Forward Fold With Strap

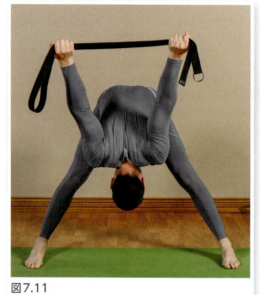

図7.11

筋肉
三角筋前部、大・小胸筋

1. 足を脚の長さより離して立つ。
2. 背後で手の間隔を腰幅以上にしてストラップを持つ。
3. 上体を前傾させて開脚前屈になる。両腕を上げて背中から遠ざけ、天井のほうに伸ばす（図7.11）。
4. 足を踏ん張り、呼吸しながら腕の重みでストレッチする。
5. 10-20呼吸ホールドする。

バリエーション
　肩がとても硬い人は、ストラップを持つ手の間隔を広げる。少しずつ手を近づけてできるように練習する。

安全のアドバイス
　ゆっくりとポーズに入る。特に肩が硬い人は気をつける。

肩のストレッチを加えた前屈
Forward Fold With Shoulder Stretch

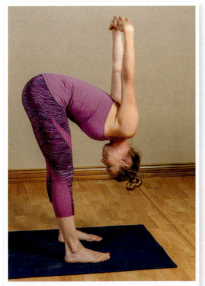

図7.12

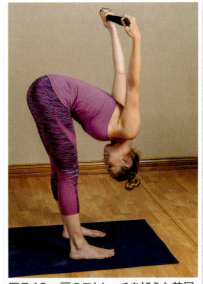

図7.13　肩のストレッチを加えた前屈（ストラップ使用）

筋肉
三角筋前部、大・小胸筋

1. 足を腰幅くらいに離して立つ。
2. 背後で手を組み、手のひらを合わせる。
3. 息を吸って、胸を張る。息を吐いて、前屈する。こぶしを天井に突き上げるように腕を上げて下背部から遠ざける（図7.12）。
4. このポーズを5-10呼吸ホールドしてから立位に戻る。手の組み方を変えて（反対側の親指を上にする）、2回目の前屈をする。

バリエーション
手のひらを合わせると肩のストレッチが難しくなる。指は組むが、手のひらを離すとやりやすくなる。これでもまだ難しい場合は、ストラップを使って手をさらに離すと楽になる（図7.13）。

安全のアドバイス
肩が硬い人は、ストラップを使い、肩を痛めないように気をつける。

牛の顔（腕のみ） Cow Face Arms

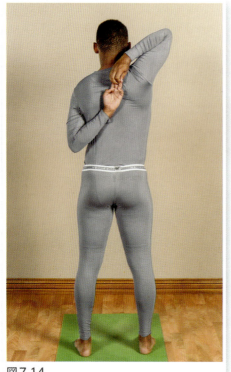

図7.14

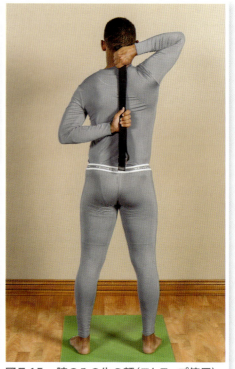

図7.15　腕のみの牛の顔（ストラップ使用）

筋肉
三角筋、棘下筋、棘上筋

1. 直立する。左肘を曲げ、肩を内旋させて、左手の甲を下背部に当てる。
2. 同時に、右腕を頭上に伸ばしてから、肩を外旋させ、右肘を曲げて、右手を上背部に当てる。
3. ゆっくりと両手を近づけて手を組む（図7.14）。
4. 右肘を天井に向けたまま、胸を張って背すじを伸ばす。
5. このポーズを10-15呼吸ホールドし、腕を入れ替えて同様に行う。

バリエーション
手を組めない場合、上になる手でストラップを持ち、ストラップを垂らして、それを下の手でつかむ（図7.15）。

安全のアドバイス
肩が硬い人はストラップを使う。

片腕の十字のポーズ Half Crisscross Pose

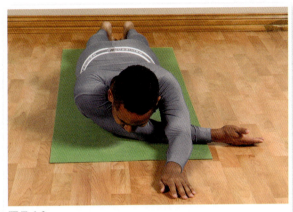

図7.16

筋肉
三角筋、僧帽筋、棘上筋、棘下筋、菱形筋

1. 腹ばいになり、前腕を床につく。
2. 前腕を前にずらして、肘を肩の真下ではなく、肩より少し前に出す。
3. 右手のひらを上に向けて左腕の下に通し、右腕の三角筋ではなく、三頭筋を床につける。
4. 左腕を前に伸ばし、左肩を床のほうに沈める。
5. 床に体重をあずけ、頭を伏せる（できる人は額を床につける）（図7.16）。
6. このポーズを10-15呼吸ホールドし、反対側も同様に行う。

バリエーション
頭と胸を起こしたままにすると、ストレッチの強度が下がる。

安全のアドバイス
肩が硬い人は、バリエーションから始めて、少しずつ完全なストレッチに移行する。

腕を直角にする開胸のポーズ
Open Chest Pose With 90-Degree Arm

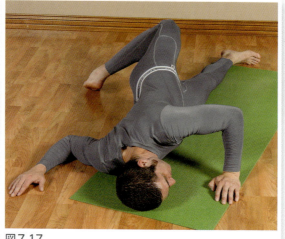

図7.17

筋肉
大・小胸筋、三角筋前部

1. 腹ばいになる。
2. 右腕を真横に伸ばして肘を直角に曲げ、力を抜く。
3. 右の肩、肘、手首を結ぶ線で直角をつくるようにする。
4. 左手を肩の下につき、左を見て頭を床につける。
5. 左膝を曲げ、右脚をまたいで左足を床につく（図7.17）。
6. 左手で床を押して左肩を背中側にねじり、ストレッチを深める。
7. 10呼吸ホールドし、反対側も同様に行う。

バリエーション
このストレッチがきつい場合は、腕を直角にしない開胸のポーズ（図7.9）を行う。

安全のアドバイス
ゆっくり、ていねいにポーズに入る。

首

頭痛の主な原因の1つは、首のこわばりから生じる緊張です。肩か首で始まったこわばりが、筋肉の付着部である頭蓋底に伝わるのです。シンプルな首のストレッチや運動は、こうした緊張部位をほぐして頭痛を予防し、首の可動域を広げる効果があります。

座位の首の半周ストレッチ Seated Half Neck Roll

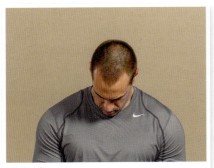
図7.18a

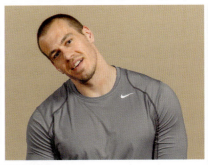
図7.18b

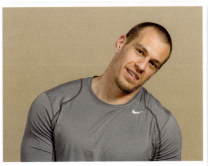
図7.18c

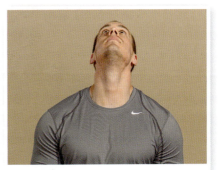
図7.18d

筋肉
肩甲挙筋、僧帽筋、胸鎖乳突筋、斜角筋

1. 楽な姿勢で座る。
2. 手を太ももに置く。
3. 頭頂から吊るされているように背すじを伸ばして座る。
4. 肩を下げて頭を前に垂らす(図7.18a)。
5. ゆっくりと頭を右肩まで回して止める(図7.18b)。
6. ていねいに頭をセンターに戻してから左肩まで回して止める(図7.18c)。
7. 呼吸しながらゆっくり、ていねいに頭を動かし、首がストレッチされるのを感じる。
8. ストレッチを感じたら、そこで呼吸しながらホールドする。
9. 頭を後ろに傾けて同じ運動を反復する(図7.18d)。

バリエーション
首が硬い人は、前、右、左で2-5呼吸ずつホールドする。

安全のアドバイス
過去に首をけがした人は、必ずバリエーションに従い、首のストレッチは控えめにすること。

四つんばいの首のストレッチ　Hands and Knees Neck Roll

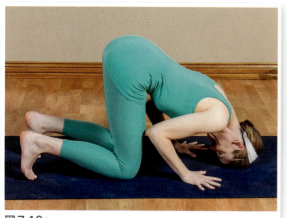
図7.19a

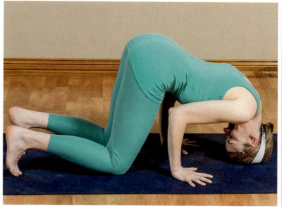
図7.19b

筋肉
肩甲挙筋、僧帽筋

1. 四つんばいになる。
2. 肘を曲げて胸に引き寄せ、両手の間に髪の生え際のすぐ上をつく (図7.19a)。
3. 手でバランスをとり、コントロールする。
4. ゆっくりと腰を前に動かし、頭頂まで転がる。ただし、頭を押しつけないこと (図7.19b)。
5. 首に適度なストレッチを感じる範囲で、あるいは顎が胸につくまで前転する。
6. ゆっくりと腰を戻しながら、頭も転がしてスタート位置に戻す。

バリエーション
座位の首の半周ストレッチ (図7.18) を行う。

安全のアドバイス
首は繊細な部分なので、ゆっくり、ていねいに行うこと。頸椎の圧迫や首の筋肉のオーバーストレッチに気をつける。

腕

　肩と腕の緊張をほぐしておけば、重症の筋断裂や反復動作から生じる長期的な問題を予防できます。これから紹介するストレッチをいくつか採り入れるだけで、腕の可動性と柔軟性のケアになります。

手のひらを床につける手首のストレッチ
Wrist Stretch With Palms on Floor

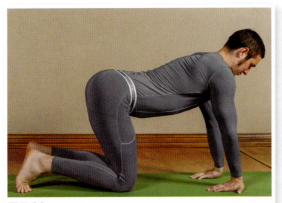

図7.20

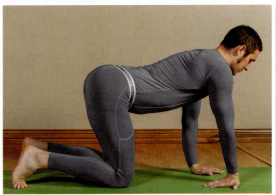

図7.21　手のひらを床につける手首のストレッチ（片手のバリエーション）

筋肉
橈側手根屈筋、尺側手根屈筋、腕橈骨筋、深指屈筋、虫様筋

1. 四つんばいになる。
2. 右手を時計回りに回転させて、指が右膝を指すようにする。
3. 左手を反時計回りに回転させて、指が左膝を指すようにする。
4. 手のひらを床に押し当て、肩を耳から遠ざけておく。
5. 腰をゆっくり踵のほうに動かし、手首と前腕にストレッチを感じたら止まる（図7.20）。
6. ストレッチを5-10呼吸ホールドする。腰をゆっくり前に動かして元に戻り、手を解放してチャイルドポーズになる。

バリエーション
片手ずつ行う（図7.21）とストレッチの強度がやわらぐ。

安全のアドバイス
ゆっくりストレッチに入り、必要に応じてバリエーションに従う。

合掌　Prayer Hands

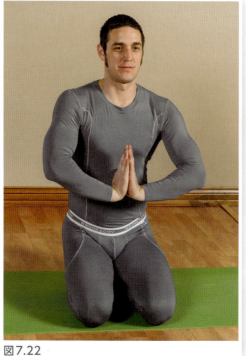

図7.22

筋肉
橈側手根屈筋、尺側手根屈筋、腕橈骨筋、深指屈筋、虫様筋

1. 胸の前で手のひらを合わせる。
2. 手のひらを押し合わせながら、手首を下げて、肘を上げる(図7.22)。
3. ストレッチを10呼吸ホールドし、力を抜く。これを3回。

バリエーション
手首を下げずに、手のひらを押し合わせたまま呼吸する。

安全のアドバイス
手首に負担を感じたら、バリエーションに従う。

逆さ合掌 Reverse Prayer Hands

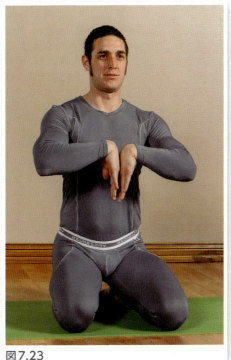

図7.23

筋肉
橈側手根屈筋、尺側手根屈筋、腕橈骨筋、深指屈筋、虫様筋

1. 指を下に向けて手の甲を合わせる。
2. 手の甲を押し合わせながら、手首を上げて、肘を下げる（図7.23）。
3. ストレッチを10呼吸ホールドし、力を抜く。これを3回。

バリエーション
手首を上げずに、手の甲を押し合わせておく。

安全のアドバイス
手首に負担を感じたら、バリエーションに従う。

まとめ

　肩が強く、柔軟なら、あらゆるスポーツや身体活動のパフォーマンスが向上します。肩の可動性がよくなれば、腕と首の柔軟性も増します。そうなれば腕の伸展が改善されるので、シュートをブロックする、腕を伸ばしてキャッチするといった場合に有利になります。本章のストレッチをルーチンに加えれば、スポーツのトレーニングにもパフォーマンスにも有益でしょう。

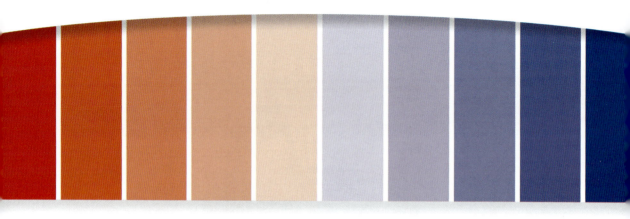

小さい筋肉を目覚めさせる：バランスのポーズ

　本章では足首と足に焦点を当てます。本章で紹介するポーズは、脚の下部のストレッチをねらったものです。各ポーズに書かれている筋肉は下腿、足、足首の筋肉です。もちろん体のほかの部分にも効きますが、本章では主に脚の下部に対する効果に着目します。

　脚の下部は、多数の小さい骨、腱、筋肉で成り立っています。アスリートがトレーニングをしているとき、普通は足や足首をストレッチしなければとは考えません。一度も考えたことがないかもしれません。痛くなったり、けがをしたりして初めて足や足首のことを思い出すということになりがちです。朝ベッドから抜け出るときに始まり、1日の終わりにまたベッドによじ登るときまで、日常的に足は酷使されています。普段これだけ使っているのですから、足首や足が緊張して硬くなっていると問題になることがあります。ヨガ初心者にとっては、ゆっくりていねいに練習して正確な動きに気をつけながら、片足（足首）でバランスをとることはとても難しく、苦手意識をもつものです。初めのうちは、足の筋肉がまだ強くないから難しいのです。こうしたポーズを頻繁に行っていくうちに、柔軟性だけでなく、筋力もつきます。筋力と柔軟性を兼ね備えれば、1シーズン以上ふいになるような重症のけがをしにくくなります。試合中は常につまずいたり、足首をひねったり、足を踏まれたりする危険があります。こういうとき、足首が強く、柔軟なら、予想より早くプレイに復帰できるでしょう。

> ### メリッサ・フルッケ
> **ミネソタ大学ツインシティーズ校陸上競技**
>
> NCAA（全米大学体育協会）ディビジョンIの棒高跳と走高跳の選手として、現在はランナーとして、私はヨガをとおして物事を大局的に見ることができるようになりました。競技中に今ここに集中する方法、緊張したり、途中経過をくよくよ考えはじめたりしたときに心と体をゆったり落ち着かせる方法をヨガは教えてくれました。ヨガで学んだリラクゼーションと瞑想を日常生活に活用しています。これからもプロスポーツ選手としてどこに行こうとそうするでしょう。

英雄のポーズ3　Warrior III Pose

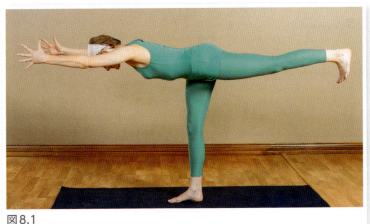

図8.1

筋肉
長・短腓骨筋、腓腹筋、前脛骨筋、母指伸筋、母指内転筋、指伸筋、指屈筋、ヒラメ筋
距骨滑車、母指屈筋、後脛骨筋

（次ページにつづく）

英雄のポーズ3 (つづき)

1. 下向きの犬のポーズからスタート。右足を両手の間に踏み出す。
2. 両腕を前に伸ばしながら左足を上げて右足でバランスをとる。
3. 左足をフレックスにして、つま先を床に向けておく。
4. 左脚をまっすぐ伸ばし、股関節から踵までを床と平行に保つ。
5. 骨盤を水平にする。
6. 上体と骨盤と左脚を一直線にそろえて床と平行に保つ。
7. へそを背骨に引き寄せる。
8. あらためて腕を前に伸ばす (図8.1)。
9. 視線を下に向ける。
10. 5-10呼吸ホールドする。
11. 脚を替えて同様に行う。

バリエーション

ブロックを一番高くして肩の真下に置く。両手をブロックについてから片脚バランスになり、ブロックに手をついたまま4以降は同じ (図8.2)。ゆっくりと片手をブロックから放し、腕を横に伸ばす。反対側の腕も横に伸ばす。ブロックなしでバランスがとれるようになるまでこれを練習する。

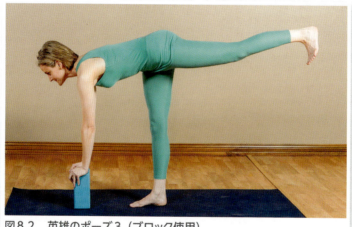

図8.2　英雄のポーズ3 (ブロック使用)

安全のアドバイス

両腕を前に伸ばすと肩、首、背中に負担がかかることがある。腕を真横に広げるか、体側に沿わせて後ろに伸ばしてもよい。

半月のポーズ　Half Moon Pose

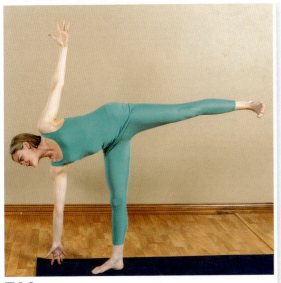

図 8.3

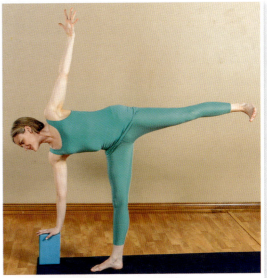

図 8.4　半月のポーズ（ブロック使用）

筋肉
腓腹筋、ヒラメ筋、長・短腓骨筋、前脛骨筋、母指伸筋、母指内転筋、指伸筋、指屈筋
距骨滑車、母指屈筋、後脛骨筋

1. 下向きの犬のポーズからスタート。右足を両手の間に踏み出す。
2. 左足を上げて右足でバランスをとる。
3. 右の手か指先を右肩の下につく。
4. 左の肩と骨盤を背中側にねじって体の前面を左に開く。
5. 足をフレックスにして左脚を腰の高さに上げる（図8.3）。
6. 肩と骨盤を床に対して垂直にし、左腕を天井のほうに伸ばす。
7. 尾骨をやや引き下げて背骨を伸ばしておく。
8. 5-10呼吸ホールドして下向きの犬のポーズに戻るか、ヴィンヤサ*をはさむ。
9. 反対側も同様に行う。

    *ヴィンヤサ：ポーズのつなぎとして、四肢で支える杖のポーズ→上向きの犬のポーズ→下向きの犬のポーズというシークエンスを行うこと。

バリエーション
バランスがとれない場合、ハムストリングが硬くて床に手をつけない場合は手をブロックにつく（図8.4）。

安全のアドバイス
支持脚の過伸展（関節がロックされるまで伸ばす）に気をつける。膝を軽く曲げてしっかり立つ。

木のポーズ Tree Pose

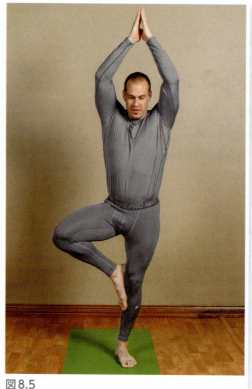

図8.5

筋肉
腓腹筋、ヒラメ筋、長・短腓骨筋、前脛骨筋、母指伸筋、母指内転筋、指伸筋、指屈筋
距骨滑車、母指屈筋、後脛骨筋

1. 直立し、右膝を曲げて胸に引き寄せ、左足でバランスをとる。
2. 右足裏を左の内ももにつける。
3. 背すじを伸ばして立ち、腕を頭上に伸ばして合掌する(図8.5)。
4. 5-10呼吸ホールドし、ポーズの間に前屈をはさむ。
5. 脚を替えて同様に行う。

バリエーション
右足裏は左脚の内側ならどこにつけてもよい。バランスがとれない場合は、右足の母指球を床につけたまま、踵を左足首につけるだけにして、自転車のスタンドのように体を支える。

安全のアドバイス
バランスのポーズには練習が必要。常にまずバリエーションで始めるか、ヨガプロップで補助し、少しずつ完成ポーズをめざす。

立位の前後開脚（スタンディングスプリット）
Standing Split

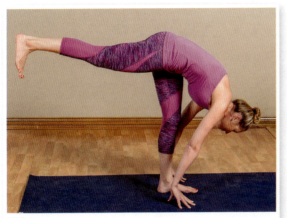

図8.6

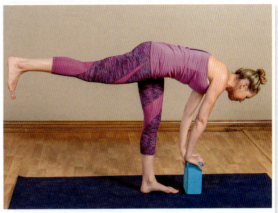

図8.7　立位の前後開脚（ブロック使用）

筋肉
腓腹筋、ヒラメ筋、長・短腓骨筋、前脛骨筋、母指伸筋、母指内転筋、指伸筋、指屈筋

距骨滑車、母指屈筋、後脛骨筋、アキレス腱

1. 英雄のポーズ3からスタート。
2. 両手を床につき、後ろの脚を天井のほうに上げる。
3. 手を支持脚のほうにずらして前屈し、鼻を膝かすねに近づける（図8.6）。
4. 支持脚の足首を左手でつかみ、次に右手でつかむ。
5. 上げた脚はできるだけ高く保つ。
6. 5-10呼吸ホールドし、下向きの犬のポーズに戻るか、ヴィンヤサをはさむ。脚を替えて同様に行う。

バリエーション
ブロックを一番高くして胸の下に置き、それに両手をつく（図8.7）。手を床につけるようになるまでブロックの高さを変えて練習する。ブロックを高くしたまま、片手でふくらはぎか足首をつかむとバランスの練習になる。

安全のアドバイス
支持脚の過伸展に気をつける。膝を軽く曲げて膝に負担がかからないようにする。

さとうきびのポーズ Sugar Cane Pose

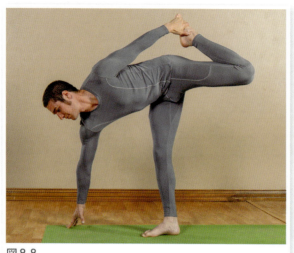
図8.8

筋肉
腓腹筋、ヒラメ筋、長・短腓骨筋、前脛骨筋、母指伸筋、母指内転筋、指伸筋、指屈筋
距骨滑車、母指屈筋、後脛骨筋

1. 右脚でバランスをとる半月のポーズからスタート。
2. 左膝を曲げ、左手を後ろに伸ばして、左足の外側か足首をつかむ(図8.8)。
3. 足で手を押し返しながら胸を開く。
4. 床を見て、ゆっくりと右手を床につく。
5. 5-10呼吸ホールドする。
6. ポーズを終えるには、左足をつかんだ手を放し、左脚を後ろに伸ばして半月のポーズに戻る。次に右膝を曲げ、ゆっくりと足を後ろについて下向きの犬のポーズになるか、ヴィンヤサをはさむ。
7. 反対側も同様に行う。

バリエーション
右手をブロックについて、半月のポーズのバランスに集中する。

安全のアドバイス
後屈して肩を開くポーズでもあるため、必ずウォームアップしてから行う。

英雄のポーズ3からジーヴァスクワットへ
Warrior III Pose to Jiva Squat

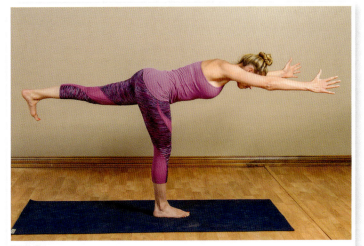

図8.9a　　　　図8.9b

筋肉
腓腹筋、ヒラメ筋、長・短腓骨筋、前脛骨筋、母指伸筋、母指内転筋、指伸筋、指屈筋

距骨滑車、母指屈筋、後脛骨筋、アキレス腱

1. 右脚を支持脚にした英雄のポーズ3（図8.9a）からスタート。
2. 息を吸って、右膝を曲げ、スクワットする。
3. スクワットしながら、左膝を曲げて、左足首を右足首にかける。腕は前に伸ばしておく（図8.9b）。
4. 息を吐いて、右脚をゆっくり伸ばし、左脚を床と平行に上げて英雄のポーズ3に戻る。
5. これを片脚5回ずつ反復する。右脚が終わったら下向きの犬のポーズか前屈で呼吸を整えてから、左脚も同様に行う。

バリエーション
バランスの補助としてブロックを一番高くして肩の真下に置く。両手をブロックについて同様に行う（図8.10）。

安全のアドバイス
膝に問題がある人は、負担がかからないように英雄のポーズ2か3をホールドするほうがよいだろう。

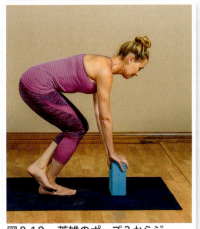

図8.10　英雄のポーズ3からジーヴァスクワットへ（ブロック使用）

脚の運動を加えた英雄のポーズ3
Warrior III Pose With Leg Movement

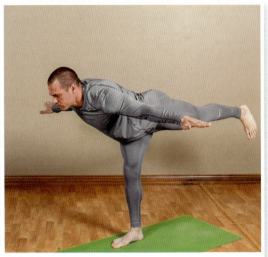

図8.11a

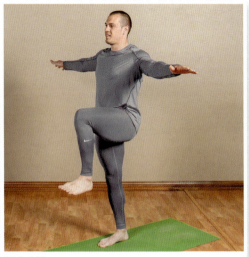

図8.11b

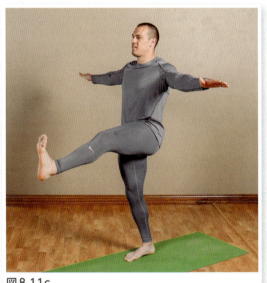

図8.11c

筋肉
腓腹筋、ヒラメ筋、長・短腓骨筋、前脛骨筋、母指伸筋、母指内転筋、指伸筋、指屈筋
距骨滑車、母指屈筋、後脛骨筋

1. 英雄のポーズ3からスタート（図8.11a）。
2. 息を吸って、左膝を曲げて胸に引き寄せ、引き寄せたまま上体を起こして右脚で立ち、腕を頭上か横に伸ばす（図8.11b）。

3. 左足をフレックスにし、息を吐いて、腕を頭上か横に伸ばしたまま左脚を前に伸ばす（図8.11c）。
4. 左脚を伸ばしたまま、息を吸って、左脚をゆっくり左に回して背後まで運び、息を吐いて英雄のポーズ3に戻る。
5. これを5回反復してから、反対側も同様に行う。

バリエーション
英雄のポーズ3のときにブロックを肩の真下に置く。そのままブロックを置いておき、バランスがくずれそうになったら、ブロックをつかむ。

安全のアドバイス
呼吸に合わせてゆっくり動く。膝を守るために支持脚は軽く曲げておく。

正座／つま先を立てた正座 Ankle Sit／Toe Sit

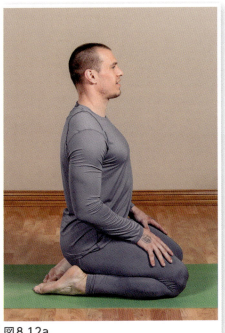

図8.12a

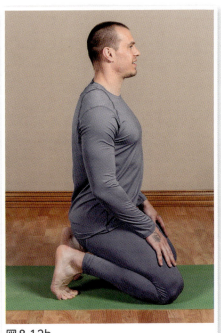

図8.12b

筋肉
母指外転筋、母指伸筋、指伸筋、アキレス腱

1. 四つんばいになる。
2. 足の甲を下にして正座する。背すじを伸ばして肩と骨盤を一直線にそろえ、手を太ももに置く（図8.12a）。

（次ページにつづく）

正座／つま先を立てた正座 (つづき)

3. 正座を10呼吸ホールドしたら、手を膝の前について前傾し、四つんばいに戻る
4. つま先を立て、正座する(図8.12b)。背すじを伸ばして肩と骨盤を一直線にそろえ、手を太ももに置く。
5. このポジションを10呼吸ホールドする。ここまでをもう2回反復する。

バリエーション

ブロックを一番高くして膝の前に置き、ブロックに両手をつく。こうすると、肩と上体が前傾するので、足があまり圧迫されない。

安全のアドバイス

足や足首がとても硬い人は、10呼吸までホールドせず、1、2呼吸で切り替える。このストレッチに少しずつ慣れて、ゆっくり足の柔軟性を高めるほうがよい。

ワシのポーズ　Eagle Pose

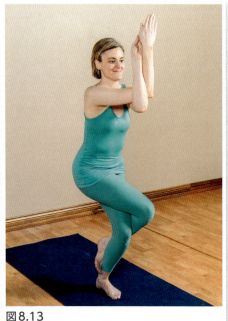

図8.13

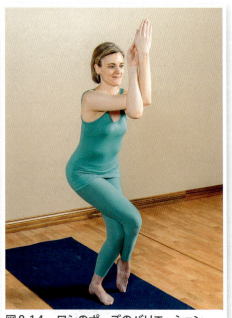

図8.14　ワシのポーズのバリエーション

筋肉
指屈筋、ヒラメ筋、腓腹筋、アキレス腱

1. 直立し、右脚を左ももに交差させ、左膝を曲げて片脚の椅子のポーズになる。
2. 右足を左足首の後ろにひっかける。
3. 腕を横に伸ばしてから、両腕を合わせ、左腕を右肘の下にひっかける。
4. 両肘を曲げて、手のひらを合わせる(図8.13)。
5. 前腕を前に押し、指を天井のほうに引き上げる。
6. このポーズを5-10呼吸ホールドし、反対側も同様に行う。

バリエーション

足を足首にひっかけるのが難しければ、脚を太ももにのせるだけでよい（図8.14）。同様に、手のひらを合わせるのが難しければ、甲を合わせる。バランスがとれないうちは、自転車のスタンドのように右足を床について補助にする。

安全のアドバイス

バランスを補助するには、バリエーションに従い、図8.14のように床に足をつく。

立位の手で親指をつかんで伸ばすポーズ
Standing Big Toe Hold

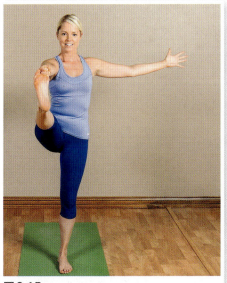

図8.15a

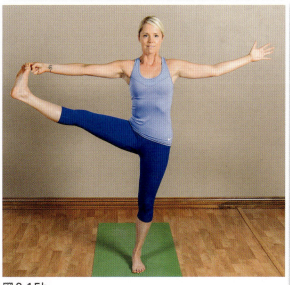

図8.15b

筋肉

腓腹筋、ヒラメ筋、長・短腓骨筋、前脛骨筋、母指伸筋、母指内転筋、指伸筋、指屈筋
距骨滑車、母指屈筋、後脛骨筋

1. 直立し、左足に体重をかけて右膝を胸に引き寄せる。
2. 右手の人差し指と中指を右足の親指にひっかける。
3. 背すじを伸ばして立ち、曲げた右脚を前に伸ばし、左腕は左に伸ばす（図8.15a）。
4. 右脚をゆっくり右に動かして、脚を伸ばしたままホールドし（図8.15b）、左を見る。
5. 右脚をゆっくり戻して前に伸ばす。
6. 横と前を5呼吸ずつホールドし、脚を替えて同様に行う。

（次ページにつづく）

立位の手で親指をつかんで伸ばすポーズ (つづき)

バリエーション

ハムストリングが硬い人は、ストラップを使うと背すじを伸ばして立ち、脚をまっすぐ伸ばすことができる（図8.16a）。バランスを補助するには壁際に立ち、左手を壁につく（図8.16b）。

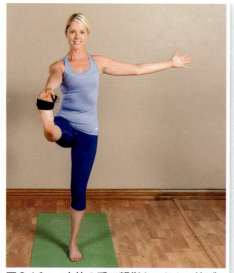

図8.16a　立位の手で親指をつかんで伸ばすポーズ（ストラップ使用）

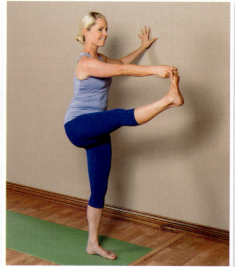

図8.16b　立位の手で親指をつかんで伸ばすポーズ（壁に手をつく）

安全のアドバイス

バリエーションのとおり、ハムストリングが硬い場合はストラップを、バランスの補助には壁を使う。

片脚の椅子のポーズ One-Legged Chair Pose

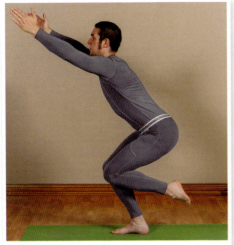

図8.17

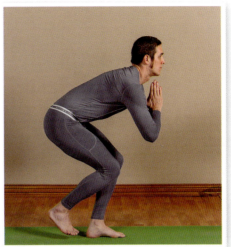

図8.18　片脚の椅子のポーズのバリエーション

筋肉
指屈筋、ヒラメ筋、腓腹筋、アキレス腱

1. 足と膝をくっつけて立つ。
2. 両膝を曲げ、踵に体重をかけ、膝をぴったり閉じ、腕を天井のほうに上げる。尾骨を引き下げて椅子のポーズになる。
3. 膝をぴったり閉じたまま、右足に体重をかける。
4. 左膝をさらに深く曲げながら、左踵を左尻に引き寄せる。膝をぴったり閉じておくこと（図8.17）。
5. このポーズを10-15呼吸ホールドし、脚を替えて同様に行う。

バリエーション
胸の前で合掌する。踵をお尻に引き寄せず、足を床から少し浮かすだけにする（図8.18）。

安全のアドバイス
バリエーションに従い、少しずつバランスがとれるようにする。

まとめ

　足は、人間の体の中で毎日酷使される部分の筆頭です。その足を健康に保つには、足と足首のケアをしなければなりません。この部分の強さと可動性を維持し、緊張をほぐしておけば、捻挫やターフトゥ*などの予防になり、強く、敏捷なアスリートでいられます。筋力と柔軟性は、すべてのアスリートにとって車の両輪のようなものです。多くのスポーツですばやい動きが要求されます。突発的な一瞬の体の移動はバランス力が鍵です。

*ターフトゥ（芝生母指）：人工芝などで急停止したときなどにシューズの中で足がすべり親指を捻挫すること

クールダウン、瞑想、ビジュアライゼーション：「ゾーン」に入る

　本章では、あらゆるスポーツの、あらゆるアスリートにとってクールダウンや瞑想がいかに重要かということに焦点を当てます。ビジュアライゼーション（視覚化）もフィールド、コート、トラックにおける集中力に欠かせない要素です。スポーツの力強い側面にばかり目が奪われ、スポーツやヨガにとってクールダウンや瞑想が身体的にも重要だという側面はどうしても軽視されてしまいます。ハードなトレーニングやヨガの後、体はクールダウンを必要とします。この段階は、体を無理なくゆっくりと自然な安静状態に戻すためにあります。これは、ヨガの最後にリラクゼーションを入れることがとても大切な理由でもあります。瞑想は神経系を落ち着かせるだけでなく、身体的な効用もたくさんあります。平静で集中した状態は、試合日のパフォーマンスはもちろん、日々の練習にもプラスに作用します。本章では、まずヨガのクールダウンについて説明し、少しずつリラクゼーションと瞑想に入り、最後にアスリートを成功に導くビジュアライゼーションについて触れます。

クールダウン

　トレーニングや練習などは何でもそうですが、バランスのとれたヨガの練習にするには必ずクールダウンを入れなければなりません。クールダウンは、体をスムーズに安静状態に移行させることが目的です。クールダウンで心拍数と呼吸数を減らし、体温を少しずつ下げます。レベルを上げたヨガの練習をして心拍数が上がった場合はなおさらクールダウンが欠かせません。

　次に紹介するのは、ヨガの練習の最後にぜひおすすめしたいシンプルなストレッチです。

クールダウンストレッチ

1　キャットアンドカウで始める。四つんばいになり、手は肩の下、膝は股関節の下につく。息を吸いながら、背中を反らせて顎と尾骨を天井のほうに上げる（図9.1a）。尾骨を引き下げ、へそを見るように背中を丸める。手のひらで床を押して腕を伸ばしておく（図9.1b）。

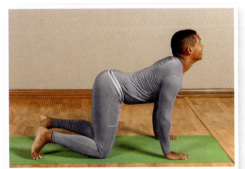

図9.1a　キャットアンドカウ

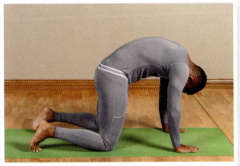

図9.1b

2　キャットアンドカウを呼吸に合わせて何回か反復したら、チャイルドポーズになる。足の親指を合わせ、膝は離す。お尻を踵に落とし、力を抜いて額を床につける。手をできるだけ右にずらす（図9.2a）。次はできるだけ左にずらす（図9.2b）。

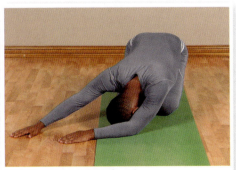

図9.2a　チャイルドポーズ

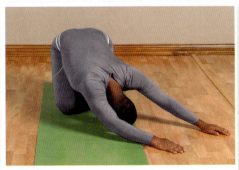

図9.2b

（次ページにつづく）

クールダウンストレッチ（つづき）

3. 座位の背骨ツイストになる（図9.3）。両脚を前に伸ばして座る。右膝を胸に引き寄せ、左ももをまたいで床に足をつく。右手を後ろにつく。左肘を曲げて、肘を右膝の外側に当てる。右手で床を押して背骨を伸ばす。左肘で静かに右膝を押して上体をねじる。左脚は足をフレックスにして伸ばしておく。5-10呼吸ホールドし、反対側も同様に行う。

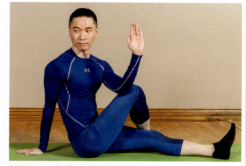

図9.3　座位の背骨ツイスト

4. 座位の前屈になる（図9.4）。両脚を前に伸ばす。膝をくっつけて脚をそろえ、足をフレックスにして、つま先を天井に向ける。背すじを伸ばし、両腕を天井のほうに伸ばす。股関節で折れて上体を前傾させ、手で足をつかむ。頭の重みですねに伏せる。

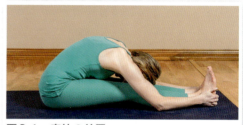

図9.4　座位の前屈

5. 頭を膝につけるポーズになる（図9.5）。両脚を前に伸ばす。左膝を胸に引き寄せ、右ももの内側に足をついて膝を左に倒す。背すじを伸ばし、両腕を天井のほうに伸ばす。前屈し、両手で右足をつかむ。頭の重みで右脚に伏せる。反対側も同様に行う。

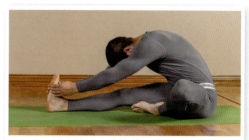

図9.5　頭を膝につけるポーズ

6. 膝を閉じた仰向けの背骨ツイストで終える（図9.6）。仰向けになり、両膝を胸に引き寄せる。両腕を真横に広げ、手のひらを床につける。膝と足首をくっつけたまま、両脚をゆっくり右に倒し、顔は左に向ける。反対側も同様に行う。

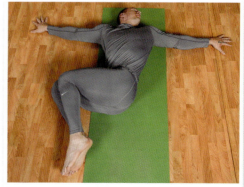

図9.6　仰向けの背骨ツイスト（膝を閉じる）

リラクゼーションのポーズ

　毎回のヨガの最後は、リラクゼーションで終えることが重要です。クールダウン同様、リラクゼーションは、体をバランスのとれた状態に戻しながら(センタリング)、自然な安静状態に移行させるために行います。このポーズのサンスクリット語の名称はシャヴァーサナ [savasana] といい、まさに「屍のポーズ」という意味です。ヨガのポーズの中には、好きで心地よいと感じるものもあれば、難しくて苦手だと思うものもあるでしょう。そのうえ、脳裏にあれこれと考えがよぎり、気分が重く、ヨガに集中できないこともあるでしょう。フィットネスのワークアウトやスポーツの練習、トレーニングでは誰でも同じような問題にぶつかります。リラクゼーションの時間は、ヨガの最後に心と体をいったん停止させて、静けさと落ち着きをもたらします。また、心拍数を下げ、呼吸を自然な流れとリズムに戻します。リラクゼーションの時間はできるだけ長くとることをおすすめしますが、少なくとも3-5分を目安にしてください。

　リラクゼーションに入るには、仰向けになり、脚を伸ばし、手のひらを上に向けて腕を体側に伸ばします。脚を伸ばすと下背部がつらい人は、膝を曲げて足を床につくか、膝を曲げて足裏を合わせてください。目を閉じて全身を弛緩させていきます。まず額の力を抜きます。顎をゆるめ、舌を上顎から下げ、上下の歯を離します。力を抜いて肩を床にあずけ、腕が自然に開くのに任せます。背中の力を抜き、腹部と胸の緊張を解きます。お尻が床に溶け込むのを感じながら脚と足が自然に開くのに任せます。一切の考えや計画を手放して心を静めます。なすがままに任せ、この時をじっくり味わいながら、自分をリラクゼーションにさまよい込ませましょう。

瞑想

　瞑想は、スピリチュアルな目的やリラクゼーションの目的で黙想する時間を過ごすことです。瞑想は、物質的な体にもメンタルな体(心)にもたくさんの効用をもたらします。現代人に共通の悩みの1つはストレスです。ストレスは体にも心にも有害です。瞑想中は、たいてい呼吸に集中します。3回深呼吸するだけで、神経系を落ち着かせ、心をリラックスさせ、新鮮な酸素を体内の器官や細胞に行き渡らせる作用があります。1分でもいいので、何かシンプルな言葉や音に合わせて心をリラックスさせると、心を落ち着かせる助けになります。

　ストレスが大きいと血圧が高くなることがあります。人はストレスにさらされると、体をおろそかにして不健康な習慣に陥る傾向があります。ストレスは人を消耗させ、心に重くのしかかることがあります。就寝時間になっても1日をくよくよ振り返っていると睡眠パターンが悪くなるかもしれません。よく眠れなければ、翌日が疲労感やだるさでつらくなり、そうなると一時しのぎのエネルギー補給に糖分の多い食べ物や飲み物についつい手が出るということになりかねません。

> ### キーファー・サイクス
> **ウィスコンシン大学グリーンベイ校**
> **オースティン・スパーズ（NBAデベロップメント・リーグ）、ガード**
>
> ヨガはいろいろな意味でバスケットボールに役立っています。ヨガはほかの何よりも集中の意識を高めてくれました。そのおかげで感情が揺れ動く試合でも自分の心とのつながりを保っていられます。特にヨガの瞑想とリラクゼーションが気に入っています。ですから、試合前に、これから試合で自分が果たすべき仕事について瞑想するのが好きです。試合の効果的なパフォーマンスのビジュアライゼーションもよくやります。そのほうがリラックスできて、冷静になれるし、戦う準備が整います。

　糖分が代謝されてしまうと、今度はシュガークラッシュという低血糖状態になり、よりいっそう疲れてだるくなります。この時点では、運動しようなどという気は失せ、悪循環にはまっていき、やがて高血圧に至ります。瞑想は、心をリラックスさせ、日々の生活に静けさを見出すための出発点として最適です。ストレスの悪循環を防ぐ手立てになるでしょう。最後にもう1つ、1日の時間の一部を自分のために使うことも大切です。具体的には、時間をとって立ち止まり、脳裏によぎる考えや計画を手放し、1つのことに集中するということです。時間をかけて練習すれば、この静かな集中で血圧が下がることも期待できます。

　不安も現代のペースの速い社会に共通の悩みです。人生は私たちにたくさんの要求をつきつけますが、私たちもあまりに多くを背負い込んでしまうことが多すぎます。息切れや胸が締めつけられる感じなど、不安の症状が出ると、心細く、孤立しているように感じることがあるでしょう。時間をかけて瞑想の練習をすれば、不安の症状が出たとき自分の不安にどう対処すればよいかわかってきます。瞑想を始めるときと同じく、目を閉じ、呼吸に意識を向けます。深く、長い、ゆっくりとした呼吸を自分がリラックスするのに必要なだけ反復することに集中してください。瞑想は、突然の厄介な不安の症状が出たときに自分を落ち着かせる効果的な手段です。

これから始めようという人のために簡単な瞑想の練習を紹介します。

- 椅子、ソファ、ヨガマット、瞑想用ボルスター（クッション）など快適な場所に座るか、寝る。
- 目を閉じる。
- 全身をリラックスさせる。
- 少しの間、心を静め、自然に呼吸する。
- 呼吸しながら体に集中する。意識を体に向け、もっとリラックスしていき、あれこれと考えが浮かんでは消えるに任せる。心がさまよいだしたら、再び体と自然な呼吸に集中する。
- この方法を1回につき1分練習し、毎回1分ずつ長くしていく。

もう少し瞑想を探求してみようという気になったら、次の方法を試してみて、自分にとって何がベストか見つけてください。

誘導瞑想

　電話、テレビ、コンピュータなどの音声をガイドにして瞑想に入る方法で、最も手軽な瞑想方法の1つと言えます。段階を追って日々の瞑想を練習する内容が録音された音声の誘導で深いリラクゼーション状態に入ります。話し手が瞑想に誘導するときは、ビジュアライゼーションやイメージングを利用して日常生活に対する肯定的な自己変革を提案します。聞き手は肯定的なアファメーション（潜在意識に作用する断言・宣言）や提案を聞きながら、深いリラクゼーション状態に導かれます。誘導瞑想では、望ましくない雑念を心から消し去ることが可能です。代わりに自己を大きく変えるための肯定的で意欲的な考えをもつようになり、その結果、深い内的な平安と静けさに達することができるのです。

集中瞑想

　1つのことだけに集中する方法です。呼吸に集中する、キャンドルを見つめる、1つの言葉を頭の中で何度も反復する、何でもかまいません。心が散漫になったら、集中していた物や言葉にまた注意を戻します。呼吸に集中しているときは、1回の呼吸の長さに注目してください。とぎれなく、ゆっくり、長く息を吸うのにかかる長さを数え、次は吐くのにかかる長さを数えてみましょう。練習していくうちに、1回1回が長くなることに気づくでしょう。

　キャンドルを灯し、それを近くのテーブルの上か床に置くのも集中瞑想の1つです。楽な姿勢で座り、全身をリラックスさせます。ひたすらキャンドルを見つめ、あれこれと考えが浮かんでは消えるに任せます。形や高さを変える炎に集中してください。

　最後にもう1つ集中瞑想を紹介すると、1つの言葉や文章を頭の中で何度も反復するという方法があります。楽な姿勢になり、目を閉じます。自分にとって肯定的で意欲が出るような言葉か文章を選んでください。何回か呼吸したら、その言葉か文章を頭の中で静かにゆっくり

と反復していきます。頭の中で反復しているうちに、考えや計画が割り込んできますが、すぐに手放し、決めた言葉や文章に戻ります。頻繁に練習するようになったら、毎回瞑想時間を長くしてみましょう。練習すれば、落ち着きとくつろぎを見出せます。集中力も高まり、もっと楽に雑念を手放せるようになります。

歩行瞑想

　ストレスの大きい仕事をしている人にぴったりな方法でしょう。静かでリラックスした気分になれる道を選びます。激しい運動にはならない程度の快適でほどほどの歩行速度を見つけます。まず、自分の足と1歩1歩に集中します。前に1歩進むたびに、前の足の踵が接地した、足が返ったと意識します。後ろの足も踵が上がった、足が返ったと意識します。1歩進むたびに足の動きを感じてください。ソックスが皮膚にこすれる、足首が硬い、静かに動いているなど、細かいことも意識します。周囲の音、たとえば、風にざわめく木の葉、鳥のさえずり、自分の足音などにも耳を傾けます。木、草、空などの鮮やかな色を気に留めて周囲を意識し、その瞬間にすべてを吸収します。深く呼吸しながら体を動かしつづけます。このシンプルな方法は、常に体が動いているので、一種の軽いエクササイズとも言えます。歩行瞑想をすると、全身の血液の流れが促されると同時に心と体がリラックスするという効果があります。

　ほかにも練習に組み込める瞑想法はいろいろあります。瞑想の方法に正しいも間違いもありません。要は心をリラックスさせることです。あなたがリラックスして元気を回復するための時間をとり、その結果、落ち着いた、精神的に安定したライフスタイルになればよいのです。

ビジュアライゼーション

　アスリートは自分のポジションに合わせて体をトレーニングしますが、心もポジションと試合日に適合させる必要があります。体はもちろん、心も準備しなければならないのです。したがって、本書の誘導ビジュアライゼーションの流れは、アスリートとして成功するための心の準備を想定しています。たとえば、アメリカンフットボール選手なら試合の日をこんなふうに思い描くでしょう。ユニフォームを着る。トンネルを抜けてフィールドに出る。勝利を決めるプレイをする自分がいる。このようにヨガのテクニックをアスリート特有のニーズに応用する点で、本書はほかのヨガとは一味違い、効果的で、試す価値があります。

　アスリートは自分の体をハードにトレーニングし、極限まで追い込みますが、心についてはどうでしょうか？　トレーニングのときは、この問いを自問してみるべきです。心の力は侮れません。そんことはないと思うかもしれませんが、心は、物質的な体よりも強いとは言えないまでも、同じくらい強いものです。心のトレーニングを学ぶことは、身体トレーニングと同じくらい重要です。スポーツのために心をトレーニングするなら、ビジュアライゼーションはぜひおすすめしたい方法

です。格言にもあるように、「念ずれば通ず」なのですから。

　ビジュアライゼーションは、心の力や思考の力を利用する自然なプロセスです。このメンタルテクニックは、意識の深層にある思考や想像を利用して夢や目標を実現させます。その方法の1つは、白昼夢に似ていると言えます。達成したい夢や目標の中にいる自分というビジョンにさまよい込むのです。望んでいる瞬間に身を置いているつもりになるということです。白昼夢は、コンピュータに向かっているときでも、テレビを見ているときでも、スーパーのレジに並んでいるときでも起こりえます。ビジュアライゼーションのもう1つの方法は、瞑想に似ていると言えます。たとえば、楽な姿勢で座るか寝るかして、自分のビジョンとこういう順番でこうなってほしいという流れだけに集中し、そのビジョンを何度も反復します。以上のどちらかがビジュアライゼーションのスタートです。

　アスリートにかぎらず誰でも日常生活でビジュアライゼーションを活用することをおすすめします。仕事で成功したい、もっとお金がほしい、生活を向上させたい、恋人がほしい、何かが起こってほしい。目標や願望がある人なら誰にでもビジュアライゼーションが当てはまります。願望や目標を強く願い、あとは自然な心の法則に任せて実現を待つのです。

　ビジュアライゼーションがうまくいくようにするには、どこか快適でリラックスできる場所で独りきりの時間をとります。目を閉じるか、少し離れた場所を見て、どんなビジョンにするか決めます。そのビジョンの中で最終結果を達成するために必要なステップや課題を自分がこなしていくところを想像します。たとえば、勝利を決めるシュート、キック、タックル、投球をする、目標タイムを達成するなどです。このイメージや課題を頭で反復し、成功したときの気持ちや感情を心で味わいます。やがて、このイメージを反復していくうちに、その課題をやり抜くのが当たり前の自分になっていきます。このビジョンが実現する頃には、もう慣れたもの、その瞬間にも平常心を保ちやすく、成功する可能性が高くなります。

　こうした想像上の思考や感情をビジュアライゼーションに当てはめているときは、想像上のトレーニングをしているようなものです。まず心拍数が上がり、呼吸のリズムが速くなるのを感じます。スポーツをしているかのように血液が血管にどんどん流れます。好プレイや勝利の興奮からぞくぞくする衝撃が体を駆け巡ります。こうした身体的な反応を感じながらビジュアライゼーションに集中していると交感神経系を刺激し、闘争・逃走反応を誘発します。こうした気持ち、感情、身体反応は現実を生きているときと同じです。

　頭（で想像していること）と感情を結びつけることがイメージを描くトレーニングになり、リアルなイメージを描けるほどビジョンが強化され、ビジョンの実現を可能にします。成功をイメージすれば、ハードに練習し、あきらめないモチベーションも強化できます。さらに、ビジョンはスポーツの決定的瞬間に役割を遂行する自信を与えてくれます。スポーツの身体的な面がそうであるように、物事が常にうまくいくとはかぎりません。それと同じことはビジュアライゼーションでも起こる可能性があります。心の中でプレイの準備をしたとしても、それが実を結ばないこともあります。でも、あきらめないでください！　ビジョンを描きつづけ、忍耐と自信をもち、結果は起こ

るべくして起こりはじめると心得ましょう。

　次に紹介するのは、私がプロのアスリートたちにヨガを教えたときに実際に行ったビジュアライゼーションの一例です。基本的なものですが、どんなものか理解し、アスリートがそれぞれにこれを土台にするには十分だと思います。このシンプルなテクニックで選手たちが自分のビジュアライゼーションを思いつくように誘導し、フィールドで精いっぱい活躍できるようにサポートしました。

　プレシーズンを控えて、私は選手たちに試合のメンタル面を強調するようになり、ビジュアライゼーションの方向づけのために簡単な例を教えました。ヨガクラスの終わりには、ゆったりと仰向けになって、目を閉じ、私の指示に従って頭の中でイメージしてもらう時間をとりました。まず、試合の日に準備をするリハーサルから始めます。次に、トンネルを抜けてフィールドに出て、スタジアム全体が大声援や興奮した歓声で沸き返っている音を聞くところをイメージしてもらいます。つづけて自分のポジションにつきプレイに備えるイメージを追いかけます。次は、フィールドでの実際のプレイとフィールドにいるところを想像しているときの気持ちに選手たちをリードします。ここからは、まさにこれが勝利のビジュアライゼーションだと感じるプレイ、瞬間、行動を選手それぞれに見つけてもらいました。各選手が望むプレイ、自分にふさわしいプレイを見つけたら、その瞬間のイメージを頭の中で何度も再生し、自分がそのプレイをしているところ、その音を聞いているところを見て、胸いっぱいに広がる気持ちや感情を体験し、これをすべてできるだけ頻繁に反復しつづけるように伝えました。

　車を運転して仕事に行くとき、家で静かにくつろいでいるとき、ランチのとき、ぜひビジュアライゼーションをやってみましょう。

> ### トラモン・ウィリアムズ
> #### NFL、コーナーバック
>
> 　私はヨガクラスでライアンからビジュアライゼーションを紹介されました。たいていクラスは集中的なヨガで始まり、最後のほうでリラクゼーションのオプションから何か選びました。ビジュアライゼーションはその1つでした。ビジュアライゼーションはリラックスできて、平和な状態に、知識に、備えのある状態に導いてくれるものだとわかりました。ライアンの指導でビジュアライゼーションの経験を重ねるうちに、ひとりでにそれが起こるようになっていきました。ベッドに横になって寝る用意をすると、心にあることを自然にイメージしたものです。しっかり目覚めているときでさえ、そのとき必要なことをイメージできました（これを白昼夢と呼ぶ人もいるでしょう。白昼夢を見ているときは、たまたまその夢を見るのだと思いますが、私の場合、ビジョンを描けば行きたいところに行けるようでした）。ビジュアライゼーションは、アメフトのフィールドでも、日常生活でも私を助けてくれるようになりました。対戦相手に対する準備を始めると、試合中のプレイや状況、ある瞬間をいつのまにかイメージしている自分に気がつきました。身体的に試合の準備をしているのに、同じことをメンタルな観点からもしているのでした。それは、まだ実現していない瞬間を先に生き生きと体験しているかのようでした。映像で研究したプレイをしている自分をイメージして、1週間ずっと練習もして準備したことがあります。率先して言わせてもらいたいのは、その1週間の練習で、イメージするのは成功体験とはかぎらないということです。ビジュアライゼーションのおかげで、フィールドにいるとき自分の手に余る瞬間というのがない状態になりました。私は完全に集中し、準備ができている状態です。メンタル面で準備不足ということはありません。常に、私がリラックスしているときでさえ、心が着々と準備をしてくれるからです。ビジュアライゼーションは、使い方を学べば、強力なスキルです。

まとめ

　本章では、クールダウン、リラクゼーション、瞑想の効用を強調し、方法の一例も紹介しました。自分と自分のトレーニングにとってベストなものを選んでください。心を落ち着けて、今この瞬間に在ることは、スポーツのパフォーマンスも全体的な幸福も高めてくれます。

Part II

種目別パフォーマンス向上のためのポーズ

10

アメリカンフットボール：
全ポジションのためのストレッチ

　アメリカンフットボール（以下アメフト）にはたくさんのポジションがあり、パフォーマンスを最大限に発揮するには、それぞれ異なるストレッチが必要です。本章では、けがを予防し、フィールドでのパフォーマンスを高めるために、どのアメフト選手にも必要なポーズを概説します。アメフトのけがは、脚や足首から肩や腕にまで及びます。この特に注意が必要な部位に重点を置けば、けがを減らすことはもちろん、ブロック、タックル、ボールキャッチを有利にするスピードと柔軟性が向上します。これに加え、フィールドでのほかの動きに備えて、体の一部分だけなく、全身をストレッチする時間もとることをおすすめします。プレイはそれぞれに異なり、一瞬の動作が要求されます。そういう動作では、通常はアメフトと関係がない、体の目立たない部分を使うことがあります。たとえば足首です。ほとんどの選手は大きな筋肉ばかりストレッチしようとします。次ページで紹介する正座／つま先を立てた正座は、足首の捻挫やターフトゥなどの予防にとても効果的です。ヨガで足首の柔軟性と順応性を保つことができるのです。

　本章でアメフトを念頭において紹介するポーズは、どのポジションにも、また全身に適しています。ポーズは、アメフト選手が硬くなりがちな部位、けがしやすい部位をターゲットにして選びました。各ポーズは10-20呼吸以上ホールドしてください。ポーズをホールドしているときは、無理やりストレッチするのではなく、リラックスするようにしましょう。緊張が強い側を反復して、長

めにホールドしてください。これを守れば、緊張がほぐれ、自由に動け、いつでも次の試合に出られる状態になるでしょう。

正座／つま先を立てた正座 Ankle Sit / Toe Sit

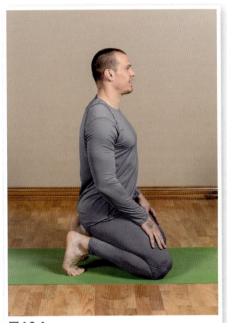

図10.1a

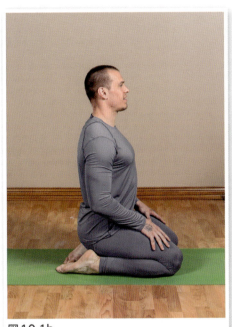

図10.1b

　天然芝でも、人工芝でも、アメフトの試合や練習で足は痛めつけられる。正座／つま先を立てた正座は、足の小さい筋肉をストレッチして回復を助け、足首の柔軟性を高めるシークエンス。

ステップ： 下向きの犬のポーズから、四つんばいになる。つま先を立てた状態で、手を太ももに置き、ゆっくりと腰を踵に下ろす。胸を張って、肩と骨盤を一直線にそろえる。背すじを伸ばし、つま先を立てた正座になる(図10.1a)。次に、手を前について四つんばいに戻る。足の甲を下にして、また手を太ももに置く。腰を踵に下ろして正座する(図10.1b)。各ポーズを10-20呼吸ホールド。

ピラミッドのポーズ（ブロック使用） Pyramid Pose With Block

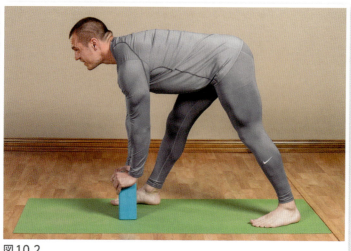

図10.2

　アメフトのフィールドで要求される瞬発的な動きとスピードが原因でアメフト選手のハムストリングは緊張し、結果的に肉離れなどのハムストリングの損傷が生じやすい。このポーズは、ハムストリングの柔軟性に効き、けが予防になる。

ステップ： 下向きの犬のポーズから、右手の後ろに右足をつく。左足を前に1歩、左に1歩ずらし、両足を腰幅に離して床に押し当てる。ブロックを一番高くして右足の内側に置く。両手をブロックにつき、腕を伸ばし、肩をすくめずに耳から遠ざける。背骨を伸ばす。右足を床に押し当てて右脚を伸ばし、マットの上辺に対して骨盤を平行にする（図10.2）。

弓のポーズ Bow Pose

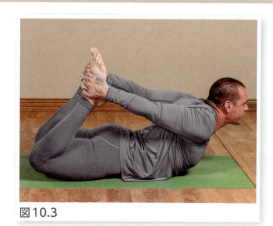

図10.3

　アメフト選手は、フィールドでスピードを上げてブロックしたり、走ったりするときに前かがみになることが多い。弓のポーズは、胸と肩をストレッチして開くことで前かがみ姿勢のカウンターポーズになるだけでなく、下背部と体の前面（股関節の屈筋や大腿四頭筋など）にも効果的なストレッチ。

ステップ： 腹ばいになる。両腕を体側に伸ばす。両膝を曲げて、足首をつかむ。足で手を押し返しながら、足を上げる（図10.3）。同時に、胸を前に押し出し、下背部を湾曲させるのではなく、背骨を伸ばすことを意識する。視線を前方に向けて弓のポーズになる。このポーズの代わりに上向きの犬のポーズでもよい。

英雄のポーズ3で脚の運動
Warrior III Pose With Leg Movement

バランスはアメフトの鍵。選手は平坦ではないグラウンドでプレイし、瞬発的に動く。だから時に普通ではない体勢で即座にバランスをとることが要求される。このような動きを想定して、英雄のポーズ3に脚の運動を加えると、全角度のバランスの練習になる。

ステップ： 下向きの犬のポーズから、右足を両手の間に踏み出し、右脚でバランスをとる。上体と左脚が床と平行になる。腕を真横に広げてバランスを補助する（図10.4a）。左膝を胸に引き寄せ、上体を起こして右脚でバランスをとる（図10.4b）。左脚を前に伸ばす（図10.4c）。高さを保ったまま左脚をゆっくり左に回して背後まで運び、英雄のポーズ3に戻る。これをゆっくり3-5回反復してから、反対側も同様に行う。脚の運動を加えずに、英雄のポーズ3をホールドするだけでもよい。バランスがくずれるならブロックに手をつく。

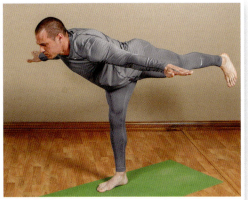
図10.4a

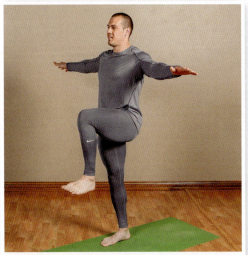
図10.4b

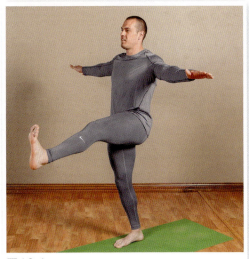
図10.4c

ハイランジのポーズ（床に手をつく）
High Lunge Pose With Hands on Floor

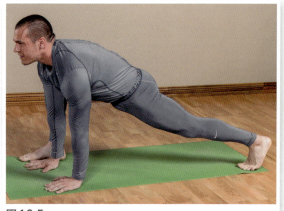

図10.5

大腿四頭筋は、走る、飛ぶ、しゃがむというアメフトのどのポジションでも多い動きにとって重要な大きい筋肉だ。このハイランジは、大腿四頭筋と股関節の屈筋のストレッチになる。

ステップ：下向きの犬のポーズから、右足を両手の間に踏み出し、左膝を床から浮かしておく。右足の内側に両手をつき、右足をマットの右端までずらす。両手で床を押して腕を伸ばし、肩甲骨を下げる。右膝を前に押し、左踵は後ろに押して、腰を落とす（図10.5）。胸を起こす。

鳩のポーズから体側をねじる鳩のポーズへ
Pigeon Pose to T.W. Side Pigeon Pose

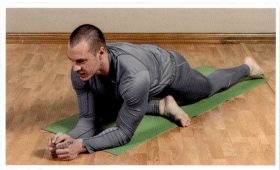

図10.6a

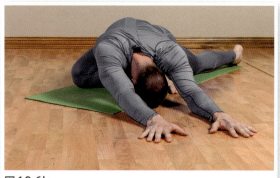

図10.6b

アメフト選手はフィールドですばやく横運動をしなければならない。このポーズでは、そのために必要な筋肉がターゲットになる。

ステップ：下向きの犬のポーズから、右膝を胸に引き寄せ、右手の後ろに右膝をつく。左膝を床につき、左脚を後ろに伸ばしながら腰を後ろにずらす。マットの上辺に対して骨盤を平行にし、前腕を床につく。肘を離し、床に伏せる（図10.6a）。このポーズを5呼吸ホールド。前腕をマットの左側に移動させながら、それに抵抗して右尻を後ろに押す。右腕をさらに左に伸ばし、頭の重みで床に伏せる（図10.6b）。反対側も同様に行う。

肩のストレッチ（ストラップ使用）
Shoulder Rotation With Strap

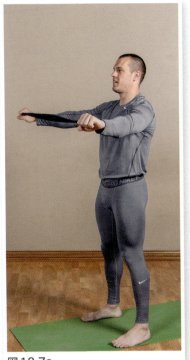
図10.7a

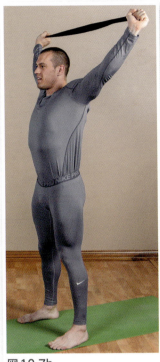
図10.7b

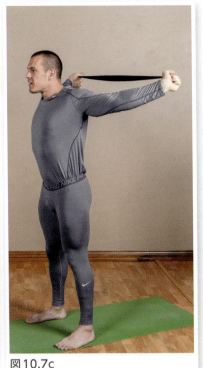
図10.7c

　ポジションを問わず効果大のエクササイズ。手を伸ばしてブロックする、腕の可動域をフルに使ってパスをキャッチする、高速でボールを投げる、高い位置からボールを投げ落とす、という動きに使う筋肉をストレッチする。

ステップ： 直立して両手でストラップを持つ。手の間隔は肩幅より広くし、腕を前に伸ばす（図10.7a）。腕を頭上に上げ（図10.7b）、そのまま背中側に落とす（図10.7C）。ストラップの両端に手をずらしていき、腕を下げきる。腕をゆっくり頭上に戻してから前に戻す。これを反復し、肩がほぐれたら手の間隔を狭くする。

ニートゥーエルボー Knee to Elbow

強いコアは、フィールドでのあらゆる動きの原動力となってスピード、アジリティ(敏捷性)、筋力を支える。この板のポーズ(プランクポーズ)のバリエーションは、コアのトレーニングになる。

ステップ: 下向きの犬のポーズから、右脚を天井のほうに上げて3本足の下向きの犬のポーズになる。右膝を曲げ、肩を手首の上に移動させて板のポーズになると同時に右膝を右肘に引きつけ(図10.8a)、コアを絞る。3本足の下向きの犬のポーズに戻る。右膝を曲げ、板のポーズになると同時に右膝と鼻を近づける(図10.8b)。3本足の下向きの犬のポーズに戻る。右膝を曲げ、板のポーズになると同時に右膝を左肘に引きつける(図10.8c)。下向きの犬のポーズで終わる。左脚も同様に行う。

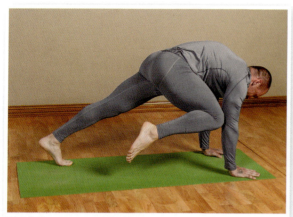

図10.8a

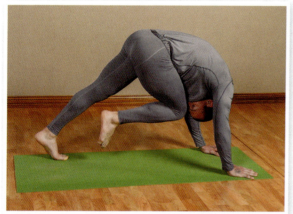

図10.8b

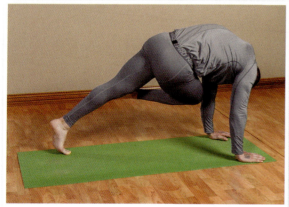

図10.8c

片腕の十字のポーズ Half Crisscross Pose

　自由に動く開いた肩を維持することは、肩のけがを予防し、上腕二頭筋・三頭筋も保護して、筋の断裂や肉離れを防ぐ。

ステップ： 腹ばいになり、前腕を床について、肘を肩より少し前に出す。右手のひらを上に向けて左腕の下に通し、右腕を左に伸ばす。左腕を前に伸ばしながら床に伏せる（図10.9）。左の脇の下を床のほうに沈める。反対側も同様に行う。

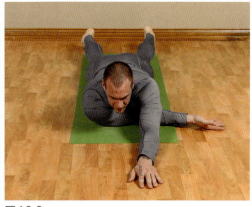

図10.9

仰向けツイストで手で親指をつかんで伸ばす（ストラップ使用） Supine Revolving Big Toe Hold With Strap

　アメフトでは、平坦ではないグラウンドで走ることをはじめ、すばやい多方向の動きをすることに起因して股関節が硬くなる。このエクササイズは、フィールドで敏捷でいるために必要な可動性と柔軟性を養う。

ステップ： 仰向けになる。ストラップを持つ。右足の母指球にストラップをかけ、右脚を天井のほうに伸ばす。右手でストラップの両端を持ち、右脚を右に倒しながら顔は左に向ける（図10.10a）。右脚をゆっくり戻す。左手でストラップの両端を持ち、右脚を左に倒しながら顔は右に向ける（図10.10b）。股関節を胸とは反対のほうに回し、踵を押して脚を伸ばしておく。脚を替えて同様に行う。

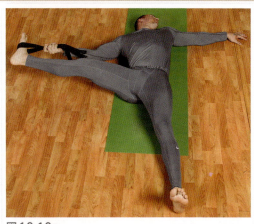

図10.10a

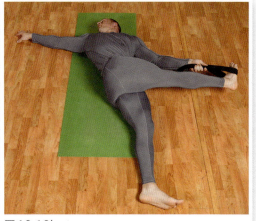

図10.10b

座位の首の半周ストレッチ Seated Half Neck Roll

アメフトのヘルメットは、昔より軽くなったとはいえ、新しいシーズンが始まるたびに首をこわばらせてしまう。このエクササイズは、簡単ながら効率的に首をほぐし、動きをよくしてくれる。

ステップ：背すじを伸ばして座り、肩を下げて耳から遠ざける。顎を胸につけ、ゆっくりと右耳を右肩まで回す（図10.11a）。頭を前に回して顎を胸に戻してから、左肩まで回す（図10.11b）。ゆっくりと肩から肩まで動かす。ていねいに頭をセンターに戻して正面を向く。力を抜いて頭を後ろに傾け、顎を上げる（図10.11c）。頭を右肩から左肩まで回すのを反復する。

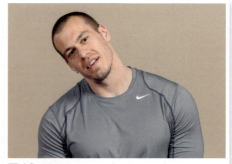
図10.11a

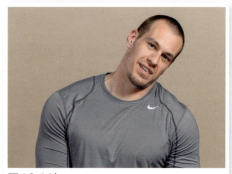
図10.11b

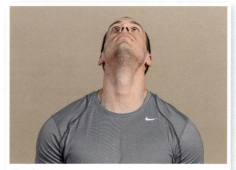
図10.11c

まとめ

　本章のポーズはすべてプロのアメフト選手に採用されてきたもので、選手それぞれにめざましい効果が出ています。けがで試合を欠場したい選手などいません。ですから、時間を割いて各ポーズをストレッチのルーチンに加えれば、緊張がほぐれ、自由に動け、いつでも試合に出られる状態になるでしょう。

11

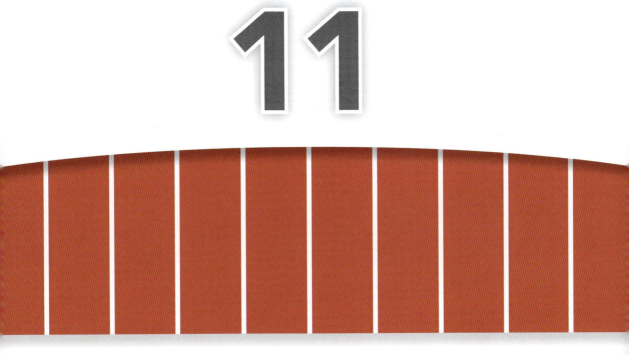

ランニング：
脚だけでは走れない

　一流選手になるには、とにかく脚を鍛えなければとランナーは考えがちです。しかし、ランナーは肩の可動性、コアの強さ、背骨や股関節、関連する結合組織の柔軟性も高める必要があります。腕を前後に振ると推進力が生まれますが、この反復動作の結果、肩が硬直してしまうことがあります。ハムストリングと大腿四頭筋は、短距離でも長距離でも、ランナーにとって絶えずパワーを生み出す力です。走るときの反復動作と前傾姿勢は身体的に過酷ですから、ランナーは体をていねいにケアしなければなりません。筋肉の緊張に起因するけがを予防するには、ストレッチをルーチンにすることが欠かせません。本章のポーズは、ランナーに必要なことをすべてカバーしています。筋肉の回復を早くする効果もあるので、トレーニングをもっと楽に継続できるようになります。各ポーズは、5-10呼吸ホールドしてから反対側を行ってください。

板のポーズ（プランクポーズ）でITバンド（腸脛靭帯）ストレッチ　Plank Pose With IT Band Stretch

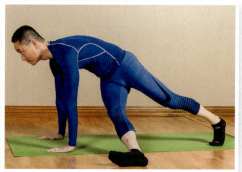

図11.1

舗装面に着地する衝撃を絶えず受けることで真っ先に緊張や損傷を招く部位の1つがITバンド（腸脛靭帯）。このエクササイズのようなシンプルなストレッチは、ITバンドの痛みを軽減し、ITバンドのけがを予防する。

ステップ：板のポーズから、右膝を胸に引き寄せる。右脚を左に伸ばし、フレックスにした足を床につく。つま先と指の向きをそろえる（図11.1）。右尻を沈めながら鎖骨を前に引っ張る。

座位の前屈　Seated Forward Fold

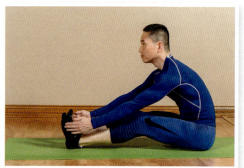

図11.2

ランナーのハムストリングはすぐに硬くなり、ハムストリングの緊張は腰痛の原因になる。座位の前屈は、ハムストリングをほぐし、柔軟にする。

ステップ：両脚を前に伸ばして座る。脚を閉じて、足をフレックスにする。脚に手を置いて足首のほうにずらしていき、足をつかむ。肘を張って背骨を前に伸ばす（図11.2）。足に手が届かない場合、足にストラップをかけ、膝を軽く曲げてハムストリングをストレッチする。

ローランジのポーズ　Low Lunge Pose

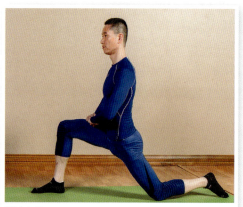

図11.3

バランスがとれていることは、ランナーがトレーニングでイーブンペースを維持するためのポイントだ。大腿四頭筋は走るのに欠かせない重要な筋群であり、ローランジの大腿四頭筋バリエーションは、大腿四頭筋をストレッチして脚のバランスを整える。

ステップ：下向きの犬のポーズからスタート。右足を両手の間に踏み出して、左膝を床につく。両手を右ももに置いて上体を起こし、前にランジする（図11.3）。いったん腰を少し後ろに引いてから、再び前にランジする。脚を替えて同様に行う。

舟のポーズから半分の舟のポーズへ
Boat Pose to Half Boat Pose

強いコアは背中を守るだけでなく、姿勢も支える。そうなればペースやタイムもよくなる。

ステップ：両膝を曲げて座り、床に足をつき、足を平行にそろえる。ハムストリングを抱え、背すじを伸ばす。上体を後ろに倒しながら足を床から上げて、坐骨でバランスをとる。脚から手を放し、手のひらを上に向ける（図11.4a）。脚を伸ばしてV字になる。これが舟のポーズ。息を吐きながら、ゆっくり上体と脚を床に近づけて半分の舟のポーズになる（図11.4b）。息を吸いながら、舟のポーズに戻る。1セット5-10回を2セット。

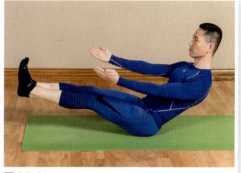

図11.4a

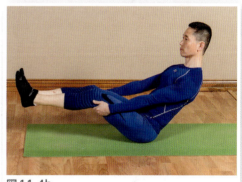

図11.4b

座位の背骨ツイスト　Seated Spinal Twist

走るときは、前へ前へと意識が向き、横運動や上体をねじる運動はほとんどない。座位の背骨ツイストは、体側や中背部の緊張をほぐす。

ステップ：両脚を前に伸ばして座る。右膝を胸に引き寄せ、左ももをまたいで床に足をつく。右手を後ろにつく。左腕で右膝を抱える。右手で床を押して背骨を伸ばし、上体を右にねじる(図11.5)。反対側も同様に行う。

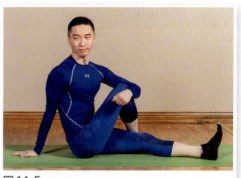

図11.5

ランナーのためのバックランジのポーズ Runner's Back Lunge Pose

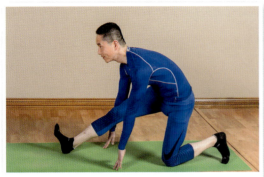

図11.6

このポーズでハムストリングの緊張をほぐし、柔軟にしておけば、ランナーの痛みやけがが軽減される。

ステップ： 右足を前にしたローランジのポーズからスタート。右脚をはさんで両手を床につく。左のつま先を立て、腰を左足のほうに引く。右脚が伸びるところまで引けばよい。右足をフレックスにし、両手を前にずらす（図11.6）。前方を見て背骨を伸ばしながら右尻を沈める。反対側も同様に行う。

橋のポーズ Bridge Pose

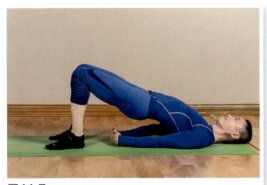

図11.7

舗装面への着地を反復しながら走ると背中が緊張する。橋のポーズのような後屈は、緊張した筋肉をほぐす効果がある。

ステップ： 仰向けになる。両膝を曲げ、足を腰幅に離して床につく。両腕を体側に伸ばし、踵を指先に近づける。足を踏みしめて腰を持ち上げる。膝と胸で引っ張り合うように背骨を伸ばす。両肩を寄せて、体の下で手を組み、前腕を床につける（図11.7）。

開胸のポーズ Open Chest Pose

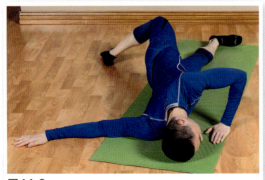

図11.8

ランナーは上体を前傾させて走る傾向がある。この前傾姿勢のせいで次第に猫背ぎみになり、胸と肩が凝り固まってしまうことがある。開胸のポーズは、胸と肩前面の空間を広げるので開放感が得られる。

ステップ： 腹ばいになる。顔を右に向け、右腕を真横に伸ばし、手のひらを下に向ける。今度は顔を左に向けて頭を床につけ、左肩の下に左手をつく。左膝を曲げ、右脚をまたいで左足を床につく（図11.8）。左手で床を押して左肩を背中側にねじり、ストレッチを深める。反対側も同様に行う。

立位の手で親指をつかんで伸ばすポーズ
Standing Big Toe Hold

平坦ではない地面と悪天候に直面するランナーはバランス力が試される。このポーズは、こうした自然条件に対処するために必要なコントロールを養う。

ステップ： 直立する。左足に体重をかける。右膝を胸に引き寄せる。右手の人差し指と中指を右足の親指にひっかける（右肩を外旋できるように足の親指と人差し指の間に指2本を入れてひっかける）。右脚を前に伸ばし、左腕を肩の高さで前に伸ばすか、左手を壁について体を支える（図11.9）。背すじを伸ばし、ゆっくりと右脚を右に動かしながら、左腕を肩の高さに保ったまま左に開く。左を見る。脚を替えて同様に行う。

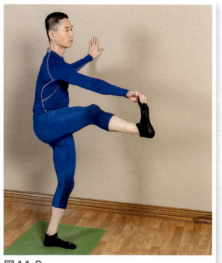

図11.9

座位の牛の顔のポーズ　Seated Cow Face Pose

走るときは股関節が反復運動をすることになる。このポーズは、ランニングに関係のある股関節外側の緊張をほぐす。

ステップ： 両脚を前に伸ばして座る。右膝を胸に引き寄せ、右脚を上にして脚を交差させ、膝を重ねる。左脚を曲げて、左足を右尻に寄せる。手を前に移動させながら胸を右ももにつけ、顎を右膝にのせる（図11.10）。脚を入れ替えて同様に行う。

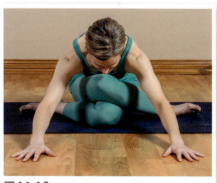

図11.10

側屈を加えたローランジのポーズ
Side-Bending Low Lunge Pose

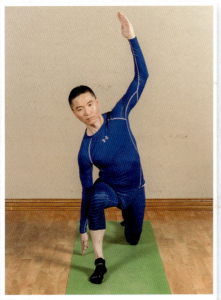

図11.11

大腿四頭筋は走るときに最も使われる筋群の1つだから、大腿四頭筋の緊張をほぐしておくことはパフォーマンスとけが予防に欠かせない。このポーズは、大腿四頭筋をストレッチする。

ステップ： 下向きの犬のポーズから、右足を両手の間に踏み出し、左膝を床についてローランジのポーズになる。両手を右ももに置き、腰を前に押す。右腕を体側に下げ、左腕は天井のほうに伸ばす。上体を右に傾けていき、右手を床に近づけるか、右手の指先で床に触れる。ローランジのまま、上げた左腕を少し後ろに引いて胸を開く（図11.11）。反対側も同様に行う。

まとめ

　質の高い走りをするには、全身がよく機能するようにする必要があります。脚が体を前進させますが、推進力とスピードを支えるのは上半身です。本章のポーズは、ランナーが筋肉をほぐし、強いコアを維持し、その結果、より速く、故障は少なく走るために必要なことをもれなくターゲットにしています。

12

サッカー：
トレーニングにバランスを

　サッカー選手が最もけがしやすいのは膝と足首です。サッカーでは下肢の捻挫や肉離れなどの筋損傷が起こりやすく、重症度はさまざまです。ほかに比較的軽症のけがで多いのは、鼠径部（脚の付け根）損傷、太ももやふくらはぎの筋損傷、シンスプリント（脛骨過労性骨膜炎）、アキレス腱炎、膝蓋靭帯炎です。このようなけがは、ハムストリング、大腿四頭筋、内もも、ふくらはぎをストレッチするだけで減らすことができます。ストレッチに加え、足首を強くし、フィールドでの瞬時の決断力と動きを改善するためにバランスのトレーニングも必要です。サッカー選手は、すばやく走ったり、ジャンプしたりする勢いをつけるために腕をよく使うので体の上部も緊張します。ヨガは、負荷がかからないルーチンで持久力を高め、関節を強くします。本章のポーズは、今述べた問題のすべてに対応するものです。各ポーズは5-10呼吸ホールドしてから、反対側を行ってください。

ハーフスクワットのポーズ　Half Squat Pose

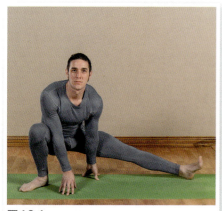

図12.1

サッカー選手はフィールドでのスピードと瞬時の動作が要求される。そのために重要な内ももをほぐすポーズ。

ステップ：開脚して立つ。つま先をやや外に向けて両足が平行にならないようにする。前屈し、手を床につく。右膝を曲げ、手を右足のほうにずらしながら左脚を伸ばしてフレックスにする（図12.1）。右踵が浮かないようにし、腰を落とし、胸は起こす。脚を替えて同様に行う。

鳩の王のポーズ　King Pigeon Pose

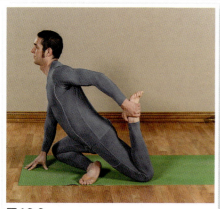

図12.2

サッカーは、ダッシュ、横、後ろ、前へ走る、急停止を繰り返す。こうした動きをよどみなく、速く処理するには強い大腿四頭筋が必要。

ステップ：下向きの犬のポーズから、右膝を胸に引き寄せ、右手の後ろにつく。左膝を床につく。右足を左手のほうにずらし、左脚を後ろに伸ばす。骨盤を後ろにずらし、床に沈める。左膝を曲げ、左手を後ろに伸ばして左足をつかむ。骨盤と肩をマットの上辺に対して平行にし、左足を静かに右尻に引き寄せる（図12.2）。脚を替えて同様に行う。

さとうきびのポーズ　Sugar Cane Pose

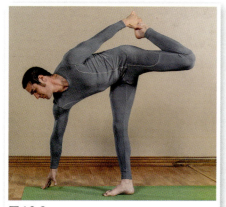

図12.3

屋外のサッカー場は地面が平坦でないこともある。サッカーというスピードのあるスポーツでは、選手はフィールドでのどんな動きにも対応できなければならない。このポーズは、バランスのスキルを鍛え、足首と足を強くする。

ステップ：下向きの犬のポーズから、右足を両手の間に踏み出し、右腕をやや右寄りの前に伸ばす。左足を上げて右足でバランスをとり、右手の指先を右肩の下につく。左腕を天井のほうに伸ばし、左脚を腰の高さで後ろに伸ばす。左脚を曲げ、左足を左手でつかむ（図12.3）。足で手を押し返しながら胸と肩を開き、バランスを保つ。反対側も同様に行う。

子犬のポーズのバリエーション　Puppy Pose Variation

　サッカー選手の最大の財産は脚だが、上半身の可動性もより速く走り、より高く飛ぶ条件だ。このブロックを2つ使うポーズは、肩をほぐし、可動性を高めることでスピードとジャンプ力のプラスになる。

ステップ：四つんばいになる。マットの端にブロックを2つ2.5cmくらい離して並べる。右肘を右のブロックに、左肘を左のブロックにのせる。手のひらを合わせ、膝を後ろにずらして上腕三頭筋をブロックにつける。上腕の間で頭と胸を床に伏せる。肘を曲げ、親指を上背部につける（図12.4）。

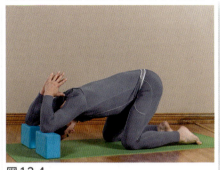

図12.4

ウィンドシールドワイパー　Windshield Wipers

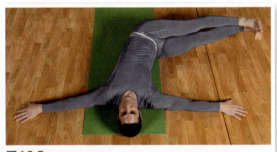

図12.5a

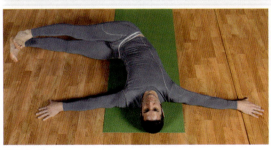

図12.5b

　サッカーのねじる、回転する動作にはコアの強さが要求される。ウィンドシールドワイパーは、脚を左右に動かしながらコアを鍛えるエクササイズ。

ステップ：仰向けになる。両腕を真横に広げ、手のひらを床につける。両膝を胸に引き寄せてから、脚を垂直に伸ばす。下背部を床に押し当て、コアを絞りながら両脚を床すれすれまで右に倒す（図12.5a）。両脚をゆっくりセンターに戻し、つづけて床すれすれまで左に倒す（図12.5b）。ゆっくりと脚を左右に動かす。

三角のポーズ Triangle Pose

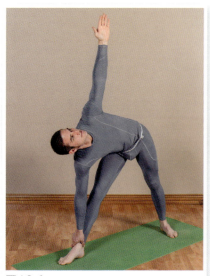

図12.6

　選手がけがと無縁でいるためにはバランスのとれた体にしなければならない。サッカー選手にとって脚が最大の財産だとすれば、ハムストリングの柔軟性を保ち、けがを予防することが重要だ。三角のポーズは、サッカー選手に最適なハムストリングのストレッチになる。

ステップ： 下向きの犬のポーズから、右足を両手の間に踏み出し、上体を起こして立つ。右足の踵と左足の土踏まずを一直線にそろえる。左足の踵をやや後ろに向ける。左の骨盤を少し前に回し、右腕を正面に伸ばす。背骨を正面に伸ばしながら上体を前傾させ、右尻を後ろに押す。右のハムストリングにストレッチを感じるまで前傾したら、右手で右のすねか足首をつかむ。左腕を右腕の延長線上に伸ばす（図12.6）。反対側も同様に行う。

うつ伏せの背骨ツイスト Prone Spinal Twist

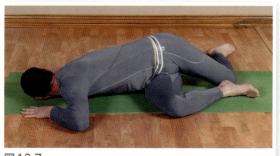

図12.7

　サッカーでは何よりも脚を使うが、上半身も貢献している。完全にうつ伏せになって行う背骨ツイストは、上半身の筋肉のこわばりによく効くストレッチ。

ステップ： 膝を立てて座り、足をマット幅に離す。両手を後ろにつく。両脚を右に倒す。左手を右手の隣につき、右を下にして骨盤の左右を縦に重ねる。上体をねじってマットの後ろに向け、手を前にずらして胸を伏せる。顔を右に向け、頭を床につける（図12.7）。反対側も同様に行う。

車輪のポーズ（上向きの弓のポーズ） Wheel Pose

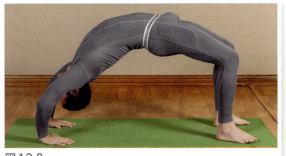

図12.8

　上半身全体を開いて、ストレッチし、背骨と背中の柔軟性を養う車輪のポーズは、サッカー選手にとって理想的なエクササイズ。

ステップ： 仰向けになる。両膝を曲げ、足を腰幅に離して床につく。両腕を天井のほうに伸ばし、肘を曲げ、指先を足に向けて肩の下に手をつく。腰を天井のほうに突き上げ、手で床を押して上半身を持ち上げながら首の力を抜いて頭を後ろに垂らす（図12.8）。

カエルのポーズ Frog Pose

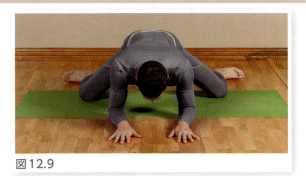

図12.9

　サッカー選手の酷使された股関節と脚をストレッチするポーズ。

ステップ： 下向きの犬のポーズから、四つんばいになる。できるだけ膝を離すが、膝の位置は股関節より前や後ろにしない。足をフレックスにして、膝の延長線上に踵がくるようにする。前腕をつく（図12.9）。膝を直角に曲げて前腕をつくこと。胸を伏せてストレッチを深める。

まとめ

　本章は、サッカーで最も使われる部位に焦点を当てました。本章のポーズはそれぞれサッカーに多いけがの予防に役立ちます。筋肉は使わなくても緊張して硬くなりますから、サッカー選手の体のバランスを整えるポーズも加えました。

13

自転車：
硬い股関節とストレスのかかる上半身を解放する

　長時間自転車に乗る自転車選手は、ペダルをこぎつづけるために強く、柔軟な脚と股関節を必要とします。硬くなりすぎる傾向がある自転車選手の脚と股関節が柔軟になれば、ペダルストロークがもっとなめらかになります。柔軟な筋肉と動きのよい関節を維持すれば、トレーニング中に自転車に乗っていられる時間も長くなり、その結果、競技会でのパフォーマンスが向上します。自転車選手がコアと背筋の弱さに起因する腰痛に悩むことはよくあります。ヨガでコアが強くなり、バランスが改善されると自転車に乗っているときの安定性が増し、レース中の痛みを予防できます。もう1つ痛みが起こりやすい部位は首と上背部です。これは長時間自転車の上で前傾姿勢をとることが原因です。この姿勢をつづけると肩が丸くなり、首を上げて前方を見るせいで首が凝ります。ヨガは体の前面を解放して体をバランスのとれた、いつでもレースに出られる状態に整えます。本章のポーズは、こうした自転車選手によくあるアライメントの問題すべてに対応しています。各ポーズは5-10呼吸ホールドしてください。

支えのある魚のポーズ Supported Fish Pose

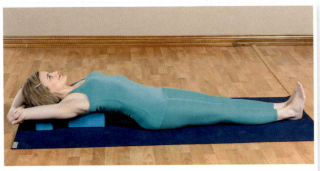

図 13.1

　自転車選手はトレーニングでもレースでも長時間自転車に乗るため、前傾姿勢でいる時間もかなり長くなる。このポーズは、その前傾姿勢のカウンターポーズになる。

ステップ：ブロックを2つ用意する。1つ目のブロックを一番低くしてマットの中心に置く。そのすぐ上に2つ目のブロックを置く。ブロックを背にして座る。ゆっくりと1つ目のブロックの上に仰向けになる。ブロックが肩甲骨の間にくる。頭を2つ目のブロックにのせる。脚を伸ばし、そろえる。両腕を天井のほうに伸ばし、肘を曲げて反対側の肘をつかむ。前腕を頭頂のほうに下ろす（図13.1）。このポーズを呼吸しながらホールドする。腕を組み替える。

壁を支えにしたねじった片脚の椅子のポーズ
Hips to Wall Pose

　自転車に乗っているときの反復運動は股関節の緊張の原因になる。このポーズは、自転車競技で使われる筋肉をターゲットにしているから乗車できる時間を延ばし、スピードを速くすることにつながる。

ステップ：壁によりかかる。両膝を曲げて壁によりかかった椅子のポーズになる。右足首を左ももにのせ、右足をフレックスにする。前かがみになり、右肘を右足の土踏まずにつける。手を重ね合わせ、左にツイストする（図13.2）。左にツイストしながら、右肘を右足の土踏まずに押し当てて右膝を後ろに押す。反対側も同様に行う。

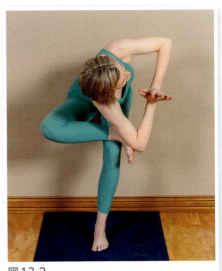

図 13.2

開脚前屈　Wide-Legged Forward Fold

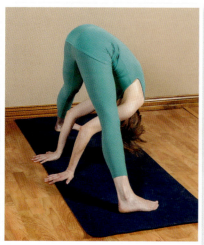
図 13.3

　自転車に乗っているときは、ペダルを押す―引くという動作にハムストリングを大いに使う。開脚前屈は、自転車競技に欠かせない完全なハムストリングのストレッチになる。

ステップ： 下向きの犬のポーズから、右足を両手の間に踏み出し、上体を起こして立つ。右足を左に回して両足を平行にそろえる。前屈し、頭を床に近づける。手をひっくり返して後ろにずらし、床に押し当てて背骨をさらに伸ばす（図13.3）。

ラクダのポーズ　Camel Pose

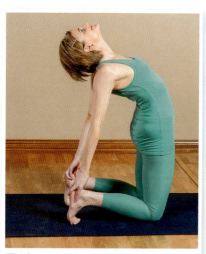
図 13.4

　自転車に乗って長時間前傾していると下背部の筋肉を痛めることがある。このポーズは、下背部をストレッチし、また前傾姿勢のカウンターポーズとして体の前面を開き、ストレッチする。

ステップ： 下向きの犬のポーズから、つま先を立てて四つんばいになる。手を膝のほうにずらして膝立ちになる。右手で右踵をつかんでから、左手で左踵をつかむ（図13.4）。太ももを前に押して股関節と膝を垂直にそろえ、胸を張って頭を後ろに垂らす。

ワシ（クランチ） Eagle Crunch

コアのトレーニングも重視すると、自転車に乗っているときに背中と上半身のスタミナがつづくようになる。そのコアを強化するエクササイズ。

ステップ：仰向けになる。膝を曲げて両足を床につく。右脚を上にして脚を交差させ、右足を左足首の下にひっかける。両腕を天井のほうに伸ばし、肘を曲げる。右腕を下にして腕を交差させ、手のひらか手の甲を合わせる。両脚を上げる。ワシのポーズの腕と脚はほどかずに、息を吸いながら、指を頭頂のほうに、脚を前に伸ばす（図13.5a）。息を吐きながら、頭を起こして右肘で右ももにタッチする（図13.5b）。これを10-20回反復してから、反対側も同様に行う。

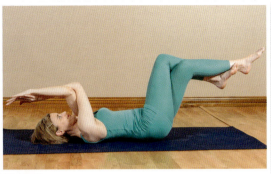
図 13.5a

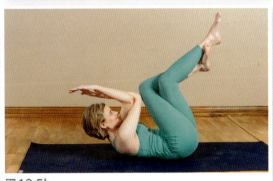
図 13.5b

四つんばいの首のストレッチ Hands and Knees Neck Roll

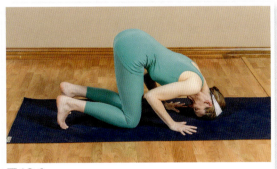
図 13.6a

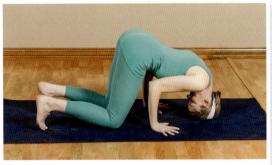
図 13.6b

自転車選手は、長時間前方を見ていることが原因で首の凝りや痛みに悩むことが多い。このエクササイズで手軽に首をストレッチして筋肉をリラックスさせることができる。

ステップ：四つんばいになる。額の髪の生え際を床につける（図13.6a）。顎が胸につくまで頭を転がす（図13.6b）。静かに頭を転がして生え際まで戻る。これを5-10回反復する。

仰向けの背骨ツイストとワシのポーズの脚
Supine Spinal Twist With Eagle Legs

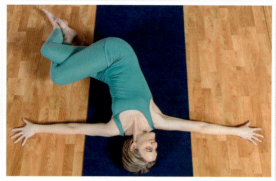

図13.7

　自転車選手は長時間同じ姿勢をとる。その後にやっておくべきストレッチとツイストが得られるエクササイズ。

ステップ：仰向けになる。両腕を真横に広げ、手のひらを床につける。膝を曲げて両足を床につく。右脚を上にして脚を交差させ、右足を左足首の下にひっかける。左足を床から上げ、両脚を左に倒しながら右を見る（図13.7）。リラックスして、深呼吸する。反対側も同様に行う。

壁を使ったストレッチ　Wall Stretch

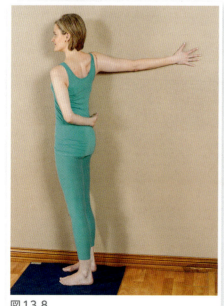

図13.8

　自転車に乗っていると肩が丸まり、上体が前傾しやすい。この姿勢が肩を硬直させてしまう。このストレッチは、肩を緊張から解放し、肩と胸の可動性をよくする。

ステップ：壁に向かい合って立つ。3時の位置で手のひらを壁につける。左腕を背中に回す。足を左に回しながら全身を左に回す（図13.8）。ストレッチを感じるまで左を向いて壁に寄りかかる。ストレッチをやめるには、振り返って壁に向かい合う。次は、右手を2時の位置にしてストレッチし、3回目は1時の位置でストレッチする。左腕に替えて同様に行う。

半月のポーズ Half Moon Pose

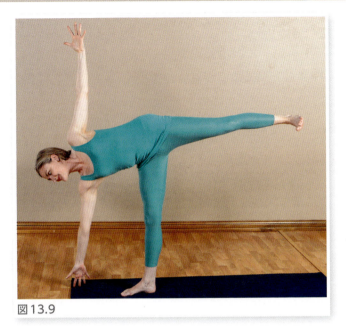

図13.9

　自転車選手にバランス系のポーズは必要ないと思うかもしれない。しかし、半月のポーズを練習すれば自転車選手のプラスになる。バランスは自転車選手にこそ重要だ。道路で急に何かが飛び出してくる、一瞬の判断で小石を避けるという事態があるからだ。

ステップ：下向きの犬のポーズから、右足を両手の間に踏み出す。右腕を前に伸ばし、指先を床につける。左足を上げて右足でバランスをとる。足をフレックスにして左脚を腰の高さに上げる。肩と骨盤を床に対して垂直にし、左腕を天井のほうに伸ばす（図13.9）。反対側も同様に行う。

ねじったハイランジのポーズ　Twisting High Lunge Pose

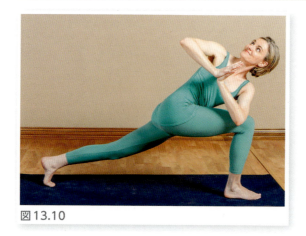

図13.10

　自転車選手は、押す―引くという動作でペダルをこぐ。大腿四頭筋が強ければスピードが出る。このポーズは、大腿四頭筋を深くストレッチして筋肉の痛みや緊張をやわらげる。

ステップ： 下向きの犬のポーズから、右足を右手の後ろに踏み出す。左踵を上げながら上体を起こす。左肘を右ももの外側につける。合掌し、右にツイストする（図13.10）。反対側も同様に行う。

まとめ

　自転車選手は、強靭な体はもちろん、可動性を改善して長時間の乗車やレースに必要なスピードを得るために柔軟な筋肉と関節ももたなければなりません。本章では、より長く、より速く自転車に乗ることを可能にし、けがも予防するという観点から、自転車選手にとって特に有益な全身のヨガポーズをもれなく紹介しました。

14

野球とソフトボール：関節を守る

　野球とソフトボールにはさまざまなポジションがあり、必要な動きもさまざまです。柔軟性は、走者の歩幅、投球する肩の可動性、二塁手・ショートと外野手のアクロバティックな身体能力、一塁手とキャッチャーの総合的な柔軟性に影響します。バランスは、アジリティ（敏捷性）、脚力、集中力に影響します。どのポジションでも打撃では体をねじる能力が必要ですが、打撃のパワーは股関節の柔軟性から生まれます。股関節の可動域が広がると打席に入ったときのパワーが向上します。本章のポーズは、ポジションを問わず有益なものばかりで、体のバランスを整え、次の試合に備えて体をメンテナンスする役割を果たします。各ポーズは5-10呼吸ホールドしてください。

開脚前屈(ストラップ使用) Wide-Legged Forward Fold With Strap

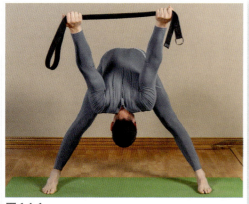

図14.1

どの選手も速く、正確に投球するために肩の可動性をよくしておく必要がある。このエクササイズは、正確な投球に必要な可動性と柔軟性の維持能力を高める。

ステップ: 下向きの犬のポーズから、右足を両手の間に踏み出し、上体を起こして立つ。右足を左に回して両足を平行にそろえる。背後で手の間隔を腰幅くらいにしてストラップを持つ。前屈し、頭を床に近づける。両腕を上げて下背部から遠ざけ、こぶしを天井のほうに上げる(図14.1)。

頭を膝につけるポーズ Head to Knee Pose

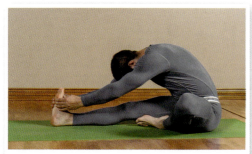

図14.2

ベース間を疾走したり、ボールを追いかけたりするには、柔軟で故障のないハムストリングでなければならない。このポーズは、脚を柔軟に保ち、ダッシュに耐えられる脚にする。

ステップ: 両脚を伸ばして座る。左膝を胸に引き寄せ、右ももの内側に左足をついて膝を左に倒す。右足をフレックスにして両手でつかみ、前屈する(図14.2)。脚を替えて同様に行う。

キャットアンドカウ Cat / Cow

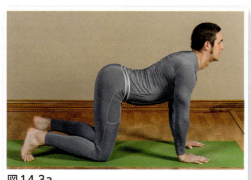

図14.3a

フィールドでのすばやい、予想外のアクロバティックな動きに備えて背骨を柔軟にし、背筋をほぐすエクササイズ。

ステップ: 四つんばいになる。息を吸いながら、背中を反らせて顎と尾骨を天井のほうに上げる(図14.3a)。

息を吐きながら、手のひらで床を押して、尾骨を引き下げ、へそを見るように背中を丸める（図14.3b）。呼吸に合わせて反復する。

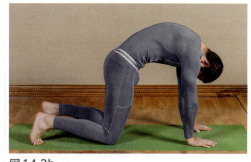

図14.3b

片脚のカエルのポーズ　One-Legged Frog Pose

脚のバランスを整えておくことは野球・ソフトボール選手にとって大切だ。このポーズは、ポジションを問わず、大腿四頭筋をほぐす効果がある。

ステップ： 下向きの犬のポーズから、肩を手首の上に移動させて板のポーズ（プランクポーズ）になり、次に腹ばいになる。胸を起こし、肩と肘を垂直にそろえて前腕を床につく。右膝を曲げて、右手で右足の甲をつかむ。右肘を曲げて右足を右尻に引き寄せる（図14.4）。反対側も同様に行う。

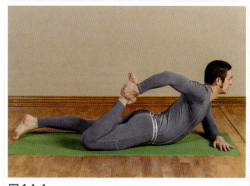

図14.4

コア下部と殿部の引き上げ　Lower Core Hip Lift

野球やソフトボールに必要なねじる、回る、跳ねるなどの動作の反復には柔軟なコアが欠かせない。このエクササイズは、強いコアを維持するだけでなく、フィールドでのけがや苦痛から背中や上体を守る。

ステップ： 仰向けになり、両膝を胸に引き寄せる。両腕を体側に伸ばして手のひらを床につける。両脚を伸ばして垂直に上げる。脚は閉じておく。下背部を床に押し当て、息を吐きながら、お尻を床から持ち上げる（図14.5）。息を吸いながら、お尻をゆっくり下げる。これを呼吸に合わせて反復する。

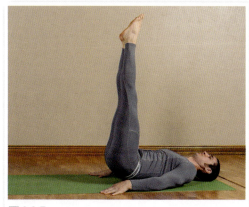

図14.5

野球とソフトボール：関節を守る　**211**

片脚の椅子のポーズ One-Legged Chair Pose

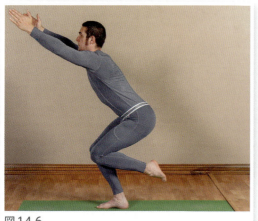
図14.6

平坦ではない地面は全選手、全ポジションに負荷をかける。このポーズは、足首、足、集中力を強化してフィールドでのバランスを改善する。

ステップ：脚を閉じて直立する。膝を曲げて、椅子に座るように腰を落とし、腕を天井のほうに伸ばす。体を右に傾けて、右足に全体重をかける。左膝を曲げて、左踵を左尻に引き寄せる（図14.6）。反対側も同様に行う。

コブラのポーズ Cobra Pose

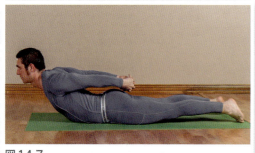
図14.7

野球やソフトボールでスイングする、走る、しゃがむが連続した後は、常に後屈が体をリフレッシュしてくれるストレッチになる。このポーズは、野球・ソフトボール選手の背中のストレッチに適しており、筋肉の疲労をやわらげる。

ステップ：下向きの犬のポーズから、肩を手首の上に移動させて板のポーズになり、次に腹ばいになる。額を床につける。両腕を後ろに伸ばして手を組む。足の甲を床に押し当てて頭を上げ、胸を前に引っ張りながら起こす（図14.7）。手を組むコブラのバリエーションなので、こぶしを後ろに押して胸と引っ張り合う。

ハッピーベイビーのポーズと片脚のハッピーベイビーのポーズ Happy Baby Pose and Half Happy Baby Pose

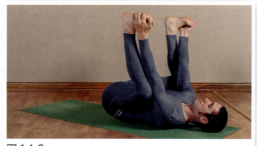
図14.8a

キャッチャーは、しゃがむためにも、急に立ち上がって手の届かないボールをキャッチしたり、電光石火の速さで投球して盗塁を防いだりするためにも股関節の可動性と柔軟性を必要とする。この2つのポーズは、実戦に備えて必要な股関節のストレッチに適している。

ステップ：仰向けになり、両膝を胸に引き寄せる。膝を開き、両脚の間に腕を入れる。足の甲側から手を伸ばして、足の外側をつかむ。つかんだ足を引き下げて膝を床に近づける（図14.8a）。左足を床について、膝を曲げる（図14.8b）。右足はそのまま引き下げておく。次は左脚で片脚のハッピーベイビーのポーズを行う。

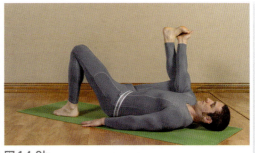

図14.8b

手首のストレッチ（手のひらを床につける） Wrist Stretch

バッティングや投球の後は、手と手首をストレッチする必要がある。このストレッチは、どの選手も手と手首のケアとしてぜひとも行ってほしい。

ステップ：四つんばいになる。右手を時計回りに回転させて床につき、指が右膝を指すようにする。右手を床に押し当てたまま、ゆっくりと腰を後ろに引く（図14.9）。手首にストレッチを感じたら、止まって、そこでホールドする。左手も同様に行う（左手は反時計回り）。

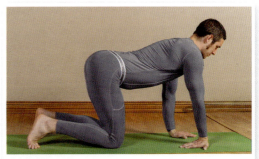

図14.9

座位の背骨ツイスト Seated Spinal Twist

投球する、高く、低く腕を伸ばす、予想外のアクロバティックな動きで倒れるというプレイのためには、上体と背骨の柔軟性が必須条件だ。このエクササイズは、背骨と背筋の可動性をフィールドでのあらゆる動きに対応できる状態にする。

ステップ：両脚を前に伸ばして座る。左膝を胸に引き寄せ、右ももをまたいで床に足をつく。右脚を曲げて、足を左脚の付け根に寄せる。右腕で左膝を抱える。背すじを伸ばして座り、左尻を床に押し当てながら左にツイストする（図14.10）。反対側も同様に行う。

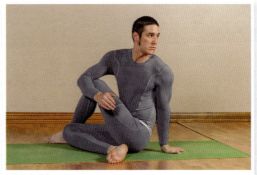

図14.10

野球とソフトボール：関節を守る **213**

ワシ（腕のみ） Eagle Arms

肩をほぐしておくことは野球・ソフトボール選手にとって大切だ。このエクササイズは、選手の肩にとって理想的なストレッチになる。

ステップ：直立し、両腕を前に伸ばす。右腕を下にして腕を交差させ、両肘を曲げて手のひらを合わせる。前腕を前に押し、指先を天井のほうに上げる（図14.11）。腕を組み替えて同様に行う。

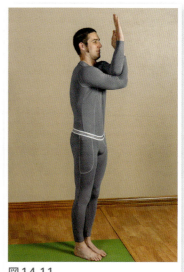

図14.11

腕を直角にする開胸のポーズ
Open Chest Pose With 90-Degree Arm

どの選手にも投球力が必要だ。つまり、速球や外野からの遠投のための肩の可動性が欠かせない。このポーズは、野球・ソフトボール選手にとって理想的なストレッチ。

ステップ：腹ばいになる。右腕を真横に伸ばして肘を直角に曲げる。顔を左に向けて頭を床につける。左手を左肩の下につく。左膝を曲げ、右脚をまたいで左足を床につく。左手で床を押して左肩を背中側にねじる（図14.12）。反対側も同様に行う。

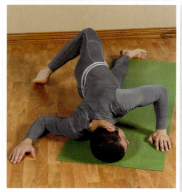

図14.12

まとめ

野球とソフトボールはたくさんのポジションがあるのが特徴ですが、本章のポーズは、ポジションを問わず効果を期待できるものばかりです。どの選手も、打撃では股関節と背骨の可動性が必要です。本章のポーズで体をケアすれば、試合での出場時間が長くなるでしょう。

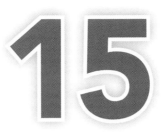

水泳：
肩と背中のストレッチ

　スイマーは肩と背筋を鍛えます。水をかきながらツイスト運動するための強いコアも必要です。スイマーの故障は肩と膝に起こりやすく、けがと筋肉のけいれんを減らすために肩と脚のストレッチを十分に行わなければなりません。スイマーが推進力とリズムを維持するためには呼吸も重要です。本章では、こうした課題をターゲットにしたポーズを紹介します。ヨガのポーズに欠かせない呼吸は、水泳のリズミカルな呼吸も補強するでしょう。各ポーズは5-10呼吸ホールドしてください。

背骨のローリング Spine Rolling

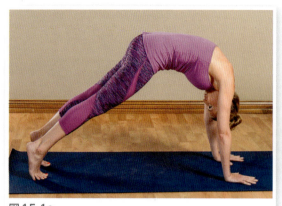
図15.1a

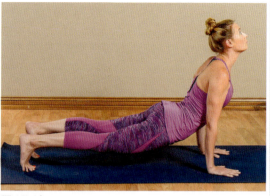
図15.1b

　全身の可動性となめらかな動きはスイマーに欠かせない。背骨のローリングは、プールに入る前に全身を目覚めさせてくれる。

ステップ：下向きの犬のポーズからスタート。両踵を高く上げ、顎を胸に引き寄せる。尾骨を引き下げて背骨全体を丸め、腕に体重をかけていく（図15.1a）。腰を落としながら胸を前に引っ張り、顎を上げて上向きの犬のポーズになる（図15.1b）。また顎を胸に引き寄せて上背部から背中全体へ背骨を丸めていき、下向きの犬のポーズに戻る。

十字のポーズ Crisscross Pose

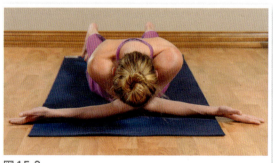
図15.2

　水泳で酷使され、故障しやすい部位の1つは肩だ。このポーズは、肩をストレッチして肩のこわばりをやわらげる。

ステップ：腹ばいになり、左右の前腕を床につく。右手のひらを上に向ける。右腕を左腕の下に通し、左に伸ばす。次に左手のひらを上に向け、左腕を右に伸ばして両腕を交差させる（図15.2）。頭を床に伏せる。腕を組み替えて同様に行う。

ローランジのポーズ（ブロック使用） Low Lunge Pose With Block

股関節をほぐしておけばスイマーの脚がパワーを発揮できる。このポーズは、スイマーが脚のパワーを解放するために適したストレッチ。

ステップ： 下向きの犬のポーズから、右足を前に踏み出し、左膝を床についてローランジになる。右足の内側にブロックを置く。両腕の前腕をブロックにのせる（図15.3）。右膝の位置を肩の横に保ちながらローランジをホールドする。背骨を伸ばし、やや前方を見る。脚を替えて同様に行う。

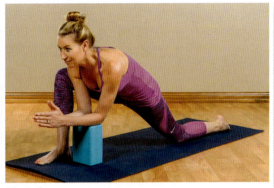

図15.3

ねじって背中で手を組む前屈 Revolved Bound Forward Fold

ハムストリングをほぐしておけば、筋肉のけいれんと膝の痛みやけがを予防できる。このエクササイズは、水泳に備えてハムストリングを深くストレッチするのに適している。

ステップ： 足を腰幅に離して立つ。前屈し、両膝を深く曲げる。右腕を右膝の下に通す。左腕を背中に回し、両腕を伸ばして手を組む。両脚を伸ばし、左肩を後ろにねじる（図15.4）。反対側も同様に行う。

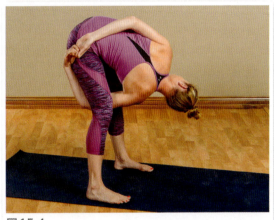

図15.4

ローランジのポーズ Low Lunge Pose

プールでのパワーと膝の保護の点で、ハムストリングとともに、大腿四頭筋もスイマーに大きな影響を与える。ランジ系のポーズは、大腿四頭筋をストレッチして脚のバランスを整え、筋肉のけいれんやけがを予防する効果がある。

ステップ： 下向きの犬のポーズから、右足を両手の間に踏み出して、左膝を床につく。両手を右ももに置いて背すじを伸ばし、肩が骨盤の上にくるようにする。右膝を前に出し、腰を前下方に落とす（図15.5）。脚を替えて同様に行う。

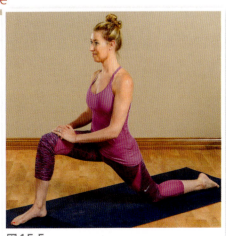

図15.5

舞踏王のポーズ Dancer Pose

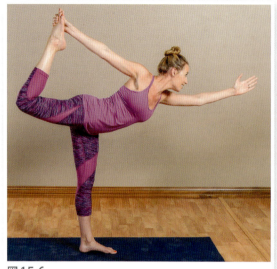

図15.6

プールで必要な種々のストロークに対応できるようにスイマーは背中を柔軟にしておかなければならない。このポーズは、背中の緊張をほぐし、可動性を維持するために必要な深い後屈であると同時に支持脚の安定筋（スタビライザー）も鍛える。

ステップ：直立する。左足に体重をかける。右膝を曲げ、右手で右足の内側を持つ。左腕を前に伸ばす。右足で右手を押し上げながら、上体を前に倒す（図15.6）。背骨を前に伸ばすことを意識する。脚を替えて同様に行う。

ウィンドシールドワイパーツイスト Windshield Wiper Twist

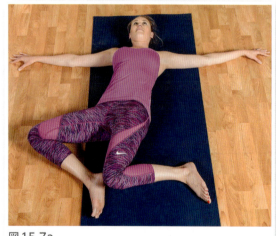

図15.7a

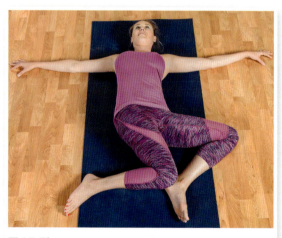

図15.7b

スイマーは腕の反復運動に耐えられる強い背中を必要とする。このエクササイズは、背筋と背骨によく効くストレッチ。

ステップ：仰向けになる。両腕を真横に広げ、手のひらを床につける。両膝を曲げ、足を腰幅より離して床につく。両膝を右の床に倒す（図15.7a）。膝を起こし、今度は左の床に倒す（図15.7b）。左右に動かす。

両脚の上げ下げ II Two-Legged Lower and Lift

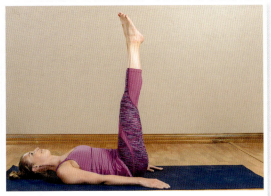
図15.8a

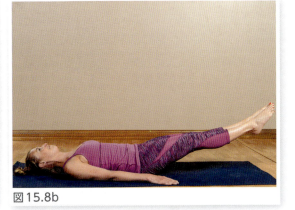
図15.8b

　スイマーのコアは、プールでのストローク1つ1つを左右する。スイマーにとってコアは、より長く、より速いストロークに必要な強さの源であるパワーハウスだ。このエクササイズは、スイマーのコアを強化してプールでの力強いストロークを可能にする。

ステップ：仰向けになる。両膝を胸に引き寄せてから、脚を閉じて垂直に伸ばす（図15.8a）。腕を体側に伸ばして手のひらを床につける。下背部を床に押し当て、肩を下げて耳から遠ざけ、床に押し当てる。脚を伸ばし、ゆっくりと下げるが床にはつけない（図15.8b）。両脚をゆっくり上げて戻す。これを反復する。

立位の前後開脚（スタンディングスプリット） Standing Split

　スイマーをはじめ、誰にとってもバランスは大切だ。このエクササイズは、片脚でバランスをとりながら逆さまになるというトレーニングだ。

ステップ：直立する。左足に体重をかけて、右脚を後ろに伸ばす。ゆっくり前屈し、手を床につく。手を左足のほうにずらし、右脚を上げながら、前屈を深めて頭を左脚に近づける（図15.9）。脚を替えて同様に行う。

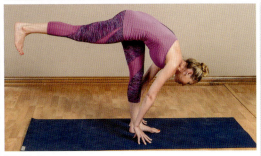
図15.9

まとめ

　スイマーは全身を使って泳ぎます。本章では、スイマーが可動性を維持し、故障なく試合に出られるようにするポーズを紹介しました。各ポーズは、ヨガならではのストレッチ効果が得られるもので、プールに入っているときの筋肉のけいれんと疲労を防ぎます。呼吸に合わせてポーズを行うことでポーズと呼吸に同時に集中することになり、それはプールで必要な調和のとれた動きと呼吸にもつながります。

16

テニス：
一瞬の急激な動作

　テニス選手にとって最も重要な強みの1つは柔軟性です。コートでどんな高さでも、どんな角度でも一瞬でボールに手が届く能力が勝敗を左右します。利き手側の肩の可動域の広さと背中の反りは、サーブのパワーと安定性に貢献します。大体において、テニス選手はメンタルと身体の両面でテニスに敗北します。テニス選手としてのキャリアを引き延ばすには、柔軟な体、リラックスした精神状態、安定した呼吸を維持しなければなりません。そのために有効なのがヨガで、定期的に実践すればコートでのパフォーマンスが向上します。本章のポーズは、次の試合に備えて体の柔軟性と可動性を維持する助けになるでしょう。各ポーズは5-10呼吸ホールドしてください。

仰向けの牛の顔（脚のみ） Supine Cow Face Legs

テニス選手は、フットワークが敏捷で瞬発的に動けることが必須条件だ。このエクササイズで股関節を柔軟にすれば敏捷な横運動が可能になる。

ステップ： 仰向けになり、両脚を曲げて足を床につく。右脚を上にして脚を交差させ、膝を重ねる。両膝を胸に引き寄せる。右手で左足を、左手で右足をつかむ。両足を膝の高さくらいに上げ、静かに肩のほうに引っ張る（図16.1）。脚を組み替えて同様に行う。

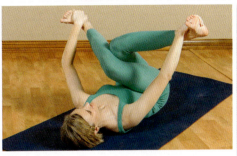

図16.1

ねじって頭を膝につけるポーズ Revolved Head to Knee Pose

瞬時のロングストライド（大きな歩幅）は試合中にきわめて重要だ。このポーズは、瞬間的な脚の伸展に備えてハムストリングを長く、柔軟に保つ。

ステップ： 両脚を前に伸ばして座る。脚をできるだけ大きく開く。左脚を曲げて足を股関節に寄せる。右手で右足をつかむ。右腕は右脚の内側にする。左腕を頭上に伸ばし、上体を右に倒す。できれば左手でも右足をつかむ。胸を天井に向けてねじる（図16.2）。脚を替えて同様に行う。

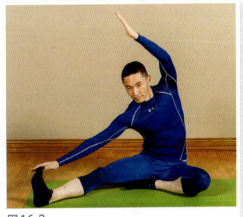

図16.2

ねじった三角のポーズ Twisting Triangle Pose

バックハンドはテニス選手の試合の重要部分を占める。力強く、正確なバックハンドには背骨と背筋の可動性が欠かせない。このポーズは、コートで必要なねじる運動のトレーニングになる。

ステップ： 下向きの犬のポーズから、右足を右手の後ろに踏み出す。左足のつま先を外に向けて踵を下ろし、上体を起こして立つ。骨盤をマットの上辺に対して平行にし、背骨を前に伸ばす（前傾する）。右足の内側に左手をつく。骨盤を正面に向け、背骨を伸ばしたまま、右にねじる。右腕を天井のほうに伸ばす（図16.3）。反対側も同様に行う。

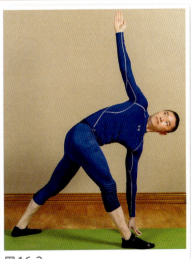

図16.3

片脚のフィンガーティップクランチ　One-Leg Fingertip Crunch

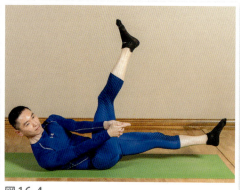
図16.4

強いコアは、けがしにくい強い体の基盤。このクランチは、コアを強化し、軽症のけが予防に関係する安定性を改善する。

ステップ：仰向けになる。右脚を垂直に上げ、左脚は床すれすれに上げる。両腕を上に伸ばし、人差し指だけ上を指すようにして残りの指を組み合わせる。頭と肩を起こし、人差し指を右脚の外側まで動かす（図16.4）。脚を入れ替えて同様に行う。コアを絞りながらゆっくり反復する。

横たわった英雄座　Reclining Hero Pose

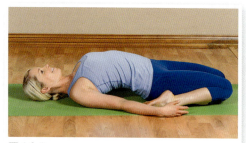
図16.5

テニス選手にとって脚のバランスを整えておくこと、特に大腿四頭筋をほぐし、健全にしておくことは重要だ。英雄座は、コート上で必要な大腿四頭筋の柔軟性に効く。

ステップ：下向きの犬のポーズから、四つんばいになる。足の甲を床につける。足を腰幅よりやや広く離す。ゆっくりと足の間に座り、膝を閉じる。後ろに手をついて体を倒し、仰向けになる。尾骨を引き下げる。仰向けになったら、腕を体側に伸ばす（図16.5）。

ワシのポーズ　Eagle Pose

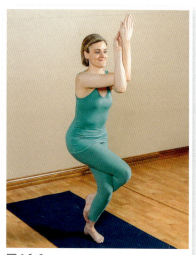
図16.6

不意の跳躍、ジャンプ、長い伸展はテニスにつきものだ。バランスの練習をすれば、予想外の瞬間的な動きに備えることができる。ワシのポーズは、コートで必要なバランスの焦点のトレーニングになる。

ステップ：直立する。両膝を曲げ、椅子に座るように腰を落とす。左足に体重をかけ、右脚を左脚の上に交差させる。右足を左足首の後ろにひっかける。腕を前に伸ばし、左腕を下にして腕を交差させ、両肘を曲げて、手のひらを合わせる（図16.6）。前腕を前に押し、指先を天井のほうに引き上げる。反対側も同様に行う。

牛の顔（腕のみ） Cow Face Arms

さまざまな角度と高さのテニスのスイングには肩の可動性が重要だ。牛の顔の腕のポジションは、1つのストレッチに肩の内旋と外旋が入り、あらゆる角度のスイングに必要な可動域を広げる効果がある。

ステップ：直立する。右腕を天井のほうに伸ばし、左腕は体側に下げる。左肘を曲げ、肩を内旋させて、左手の甲を下背部に当てる。同時に、頭上に伸ばした右腕は、肩を外旋させ、肘を曲げて、右手を上背部に当てる。ゆっくりと両手を近づけて、手を組む（図16.7）。手を組めない場合、上になる手でストラップを持ち、ストラップを垂らして、それを下の手でつかむ。腕を入れ替えて同様に行う。

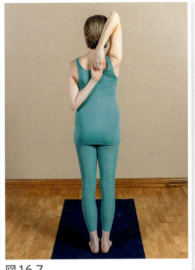

図16.7

ワイルドシングのポーズ（荒武者のポーズ） Wild Thing Pose

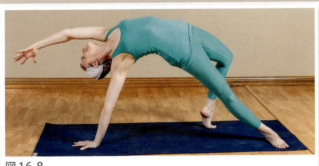

図16.8

力強いサーブは、かなりの背骨の可動性を必要とする。このポーズは、背中を解放して背骨の柔軟性を高め、背中全体をストレッチする。

ステップ：下向きの犬のポーズから、左脚を高く上げて3本足の下向きの犬のポーズになる。左膝を曲げて股関節を外旋させ、膝を高く上げる。踵を浮かして右足を回し、足の外側を床につける。体を反転させて左脚をゆっくり下ろし、母指球を床につく。左足の母指球で床を踏み、右腕で突っ張って、骨盤と胸を持ち上げる。左腕をマットの正面のほうに伸ばし、頭を後ろに垂らす（図16.8）。反対側も同様に行う。

まとめ

テニス選手は、一瞬のうちに跳ぶ、踏み込む、ボールに手を伸ばすなどの動作ができなければなりません。そのためには柔軟性とバランス力が重要です。本章では、次の試合に向けてテニス選手の体を整えるのに適したヨガポーズを紹介しました。

17

バスケットボール：瞬発的な動き

　バスケットボールは、バランス、身体コントロール、絶え間ない瞬発的動作、高い持久力が要求されるペースの速いスポーツです。バスケットボール選手なら、流れるように動き、できるだけ長くコートで活躍したいと望むはずです。コートで成功するには、関節が可動域いっぱいに動かなければなりません。コートでは集中したメンタルコントロールも必要です。選手はヨガから今この瞬間に在ること、体の声に耳を傾けること、呼吸に集中することを学べます。バスケットボール選手は、プレッシャーにさらされながら速く考え、速く動き、すばやく反応し、集中しなければなりません。こうした厳しい要求が体に与える課題は並大抵ではありません。定期的にヨガを実践すれば、この課題に対処しやすくなり、アスリートの回復が早くなり、けがを予防できます。本章のポーズは、バスケットボール選手のトレーニングを補完するものとして最適です。各ポーズは5-10呼吸ホールドしてください。

壁を使ったストレッチ　Wall Stretch

バスケットボール選手の脚は常に動いており、脚の全筋肉が絶えず使われている。このストレッチは、大腿四頭筋の深いストレッチで膝と股関節のけが予防に役立つ。

ステップ： 壁ぎわにマットを敷き、ブロックを2つ用意する。壁に背を向けて四つんばいになる。両手の間にブロックを置く。右脚を上げて、すねを壁につける。右膝をゆっくり床まで下げる。両手をブロックについてから、左足を床についてローランジになる。胸を起こし、両手を左ももに置く（図17.1）。背中とお尻をゆっくり壁に近づける。脚を替えて同様に行う。

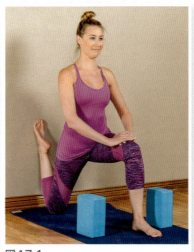

図17.1

足首交差前屈　Crossed Ankles Forward Fold

コートを走り回る衝撃でハムストリングはすぐにこわばってしまう。この前屈は、試合に備えてハムストリングを深くストレッチするのに適している。

ステップ： 直立する。右を上にして足を交差させる。両膝を曲げて前屈し、床に手をつく。両脚を伸ばす。足が浮かないように両足を床に押し当てる。手を左に移動させ、そこでホールド（図17.2a）。次に手を右に移動させてホールド（図17.2b）。手を足の前に戻し、前屈する。脚を組み替えて同様に行う。

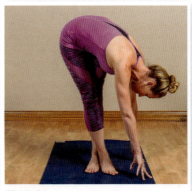

図17.2a

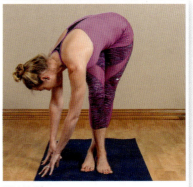

図17.2b

ローランジをしながら半分の鳩のポーズ
Low Lunging Half Pigeon Pose

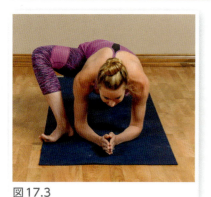

図17.3

バスケットボールのコートでは横運動がとても多い。このポーズで股関節の柔軟性と自由度を高めれば、なめらかに、すばやく横運動ができるだろう。

ステップ： 下向きの犬のポーズから、右足を両手の間に踏み出し、左膝を床につく。右足の内側で両手を床につく。右足のつま先をフレックスにする。右膝の力を抜き、無理のない範囲で膝を右に倒し、右足の外側を床につける。前腕を床についてストレッチを深める（図17.3）。脚を替えて同様に行う。

肩のストレッチを加えた前屈
Forward Fold With Shoulder Stretch

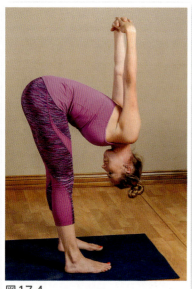

図17.4

よいディフェンスにはシュートやパスをブロックするために腕を十分に伸展できることが欠かせない。この前屈は、肩を開いて可動性を高めるのでディフェンス時の腕の伸展にも、オフェンス時のシュートにも効果的だ。

ステップ： 足を腰幅くらいに離して立つ。背後で手を組む。前屈し、こぶしを天井のほうに上げる（図17.4）。

英雄のポーズ3からジーヴァスクワットへ Warrior III Pose to Jiva Squat

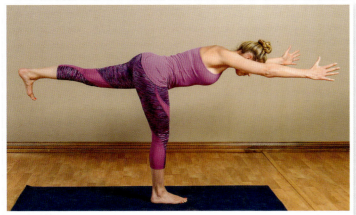
図17.5a

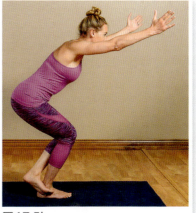
図17.5b

　バスケットボールコートでは、どんな姿勢のいかなる瞬間でも、バランスがとれることが重要だ。選手はコートにいる間、適切な身体コントロールを維持しなければならない。しかも、多くの場合、片足であるとか、普通ではない体勢でも身体コントロールを失ってはならない。このスクワットは、コートでのこうした状況のトレーニングになる。

ステップ： 下向きの犬のポーズから、英雄のポーズ3になる（図17.5a）。両膝を曲げる。右脚は浅くスクワットし、左足で右足首にタッチする（図17.5b）。ゆっくりと英雄のポーズ3に戻り、またゆっくりとスクワットする。これを呼吸に合わせて反復する。脚を替えて同様に行う。

バイシクル Bicycle

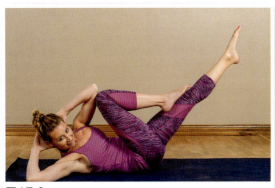
図17.6a

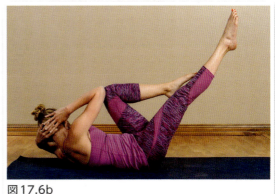
図17.6b

　バスケットボール選手はコートで敏捷さと瞬発力を発揮しなければならない。強いコアが敏捷に動く力の源になる。バイシクルは、強いコアの維持にうってつけのエクササイズ。

ステップ： 仰向けになる。肘を張って手を後頭部に添える。両膝を胸に引き寄せながら頭と肩を起こす。息を吸って左脚を伸ばす。息を吐いて上体を右にねじり、左肘で右膝にタッチする（図17.6a）。息を吸ってセンターに戻り、右脚を伸ばし、左膝を胸に引き寄せる、息を吐いて上体を左にねじり、右肘で左膝にタッチする（図17.6b）。これを呼吸に合わせて反復する。

伸展した三角のポーズとねじった三日月のポーズ
Extended Angle Pose and Twisted Crescent Lunge Pose

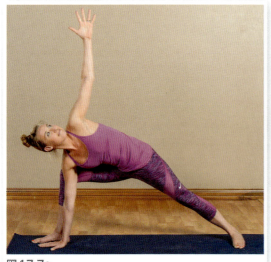

図17.7a

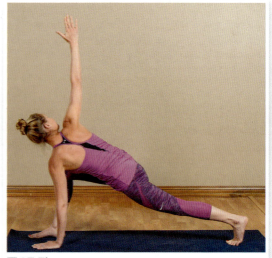

図17.7b

コートですばやく体をねじったり、回転したりするには背中を自由に動かせる必要がある。このポーズは、その敏捷なツイストや回転に備えて背骨と背筋をほぐし、柔軟にしておくのに適している。

ステップ： 下向きの犬のポーズから、右足を両手の間に踏み出し、左足のつま先を外に向けて踵を下ろす。上体を起こして立つ。右膝を曲げて、膝と足首を垂直にそろえる。両腕を肩の高さで前に伸ばし、右脚を前にした英雄のポーズ2になる。右手を右足の内側につき、左腕を天井のほうに伸ばして伸展した三角のポーズになる（図17.7a）。右手の隣に左手をつく。左踵を上げて上体を右にねじり、右腕を天井のほうに伸ばす（図17.7b）。また右手を床につく（右足の内側）。踵を回して床に下ろし、左腕を天井のほうに伸ばす。ツイスト運動に調和させて呼吸をつづける。左脚を前にした英雄のポーズ2から、反対側も同様に行う。

バッタのポーズ　Locust Pose

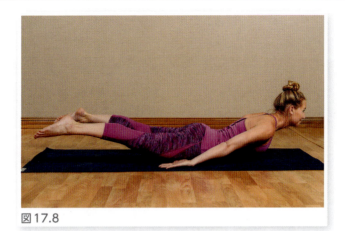

図17.8

　バスケットボール選手はコートで常に動いており、次の動きに備えなければならない。この絶え間ない動きは前かがみ姿勢を誘発する。バッタのポーズは、この前かがみ姿勢を逆に反らす効果的な後屈運動になる。

ステップ： 下向きの犬のポーズから、肩を手首の上に移動させて板のポーズ（プランクポーズ）になり、腹ばいになる。両腕を体側に伸ばし、額を床につける。頭を上げ、胸を引っ張り起こし、同時に脚を後ろに伸ばしながら床から上げる（図17.8）。手の甲で床を押し、尾骨を引き下げて、反るのではなく体を伸ばすことを意識する。

まとめ

　バスケットボールは、集中力、バランス、身体コントロールが要求されるペースの速いスポーツです。本章のポーズは、全身の可動性を高めることでバスケットボール選手の回復を早め、けがを予防します。その結果、試合日になめらかに動き、長くコートにいられるようになるでしょう。

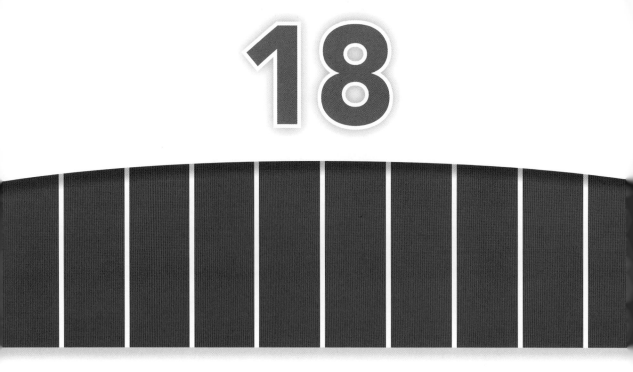

ゴルフ：
背骨のストレッチと回旋

　ゴルフで大切なのはスイングだけではありません。ゴルファーはアスリートであり、アスリートなら全身をトレーニングします。筋力、スタミナ、バランス、安定性、可動性、柔軟性、ゴルファーにとってすべて重要です。これらをすべて組み込んだトレーニングにすれば、ゴルフのスイングが力強くなるだけでなく、体のバランスが左右とも整います。ヨガポーズは、関節周辺の可動域を広げ、筋肉や筋群の弾力性を高めるので、硬直した部位を伸ばし、ほぐす効果があります。硬直した部位が動きやすく、柔軟になれば、筋肉はより速く、よりなめらかに動くようになり、ひいてはゴルフの試合でのパワーと正確さも向上します。各ポーズは5-10呼吸ホールドしてください。

針の目のポーズ　Eye of the Needle Pose

スイングのパワーは腕から生まれるのではない。下半身から生まれる。このポーズは、股関節を開いて、股関節がドライブに必要なパワーを生み出せるようにする効果がある。

ステップ：仰向けになる。両膝を曲げて床に足をつき、腰幅くらいに離す。右脚を胸に引き寄せて、右足首を左の大腿四頭筋（前もも）にのせ、右足をフレックスにする。左足を床から上げ、両手で左ももを抱える。静かに左膝を胸に引き寄せる（図18.1）。脚を替えて同様に行う。

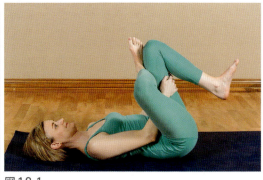

図18.1

横たわって手で親指をつかんで伸ばすポーズ
Reclining Hand to Big Toe Pose

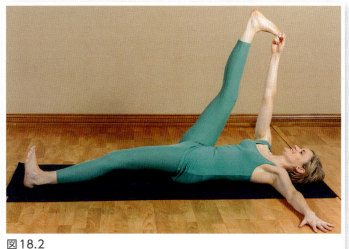

図18.2

ゴルファーは、試合中たくさん歩き、腰を曲げ、ボールにかがみ込む。体の後面を解放し、痛みが出ないようにするには、ハムストリングをほぐしておくことが必要だ。このポーズは、ゴルファーに必要なハムストリングをターゲットにしたストレッチになる。

ステップ：仰向けになる。右膝を胸に引き寄せ、左脚は床に伸ばしておく。右手の人差し指と中指で足の親指を握る。右脚を天井のほうに伸ばし、踵を押し上げ、つま先はフレックスにする（図18.2）。右脚を伸ばしたまま静かに胸に引き寄せる。脚を替えて同様に行う。

ねじった椅子のポーズ　Twisting Chair Pose

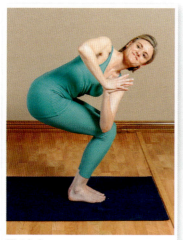

図18.3

　背骨と背筋がほぐれ、柔軟で、バランスがとれていれば、ゴルファーのスイングの質が向上する。ねじった椅子のポーズは、背骨と背筋の可動性に効く代表的なポーズ。
ステップ：直立する。両膝を曲げて椅子に座るように腰を落とし、胸を張り、腕を上げて椅子のポーズになる。手のひらを合わせ、胸の前に下げる。左肘を右膝の外側につける。右手で左手を押し下げながら上体を右にねじる（図18.3）。椅子のポーズに戻り、左ツイストも同様に行う。

スライディングニータック　Sliding Knee Tuck

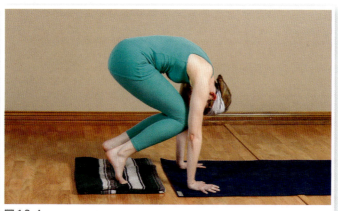

図18.4

　強いコアはゴルフのスイングを助けるだけでなく、背中も強くし、背中のけがを予防する。このエクササイズは、スイングのパワーと背中のけが予防に必要なコアの強化をターゲットにしている。
ステップ：板のポーズ（プランクポーズ）からスタート。足の下に毛布を敷くか、ソックスを履く（すべりやすい床が望ましい）。息を吐いて、両膝を曲げ、膝を胸に引き寄せながら顎を胸につける（図18.4）。息を吸って、足を後ろにスライドさせて板のポーズに戻る。これを反復する。1セット10-15回を2-3セット。

英雄のポーズ3 Warrior III Pose

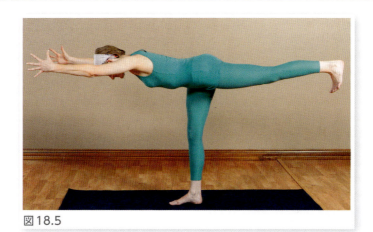

図18.5

　起伏のあるコースを歩くにはバランス力が必要だ。スイングやパットの安定性と正確性にもバランス力が必要だ。このポーズは、コースで必要な安定性とバランス力のトレーニングになる。
ステップ： 下向きの犬のポーズからスタート。右足を両手の間に踏み出す。左足を蹴り上げて、腰の高さに上げ、右脚でバランスをとる。両腕を前に伸ばし、左踵を後ろに押す（図18.5）。脚を替えて同様に行う。

スフィンクスのポーズ Sphinx Pose

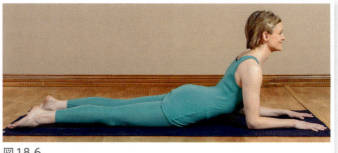

図18.6

　ゴルファーはスイングやパットのためにやや前傾姿勢になる。スフィンクスのポーズで反対の後屈をすると、上・中背部の筋肉と背骨がストレッチされる。
ステップ： 下向きの犬のポーズから、肩を手首の上に移動させて板のポーズになり、腹ばいになる。前腕をついて上体を起こし、肩と肘を垂直にそろえ、手のひらを床に押し当てて指先を前に向ける。足の甲を床に押し当てて太ももを締める。尾骨を踵のほうに引き下げる。手を床に押し当て、床面を少し後ろにずらすようなつもりで（肘を引く）、胸を押し上げ、肩は下げる（図18.6）。

ねじったローランジのポーズと大腿四頭筋ストレッチ
Twisting Low Lunge Pose With Quadriceps Stretch

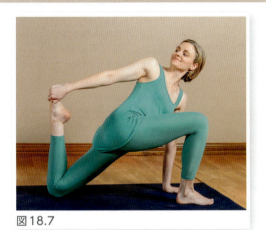

図18.7

ゴルフの試合でたくさん歩き、何度もしゃがみ、スイングするには脚のバランスを整えておくことが大切だ。このポーズは、大腿四頭筋のストレッチ効果が高く、コースで必要なあらゆる動きの備えになる。

ステップ： 下向きの犬のポーズから、右足を両手の間に踏み出し、左膝を床についてローランジになる。胸を起こし、両手を右ももに置き、腰を落としてローランジになる。右手を背中に回して左足をつかむ。左手を右足の内側につく。右肩を右にねじり、後ろを見る（図18.7）。腰を沈めてローランジになる。脚を替えて同様に行う。

仰向けの半分の牛の顔（腕のみ） Supine Half Cow Face Arms

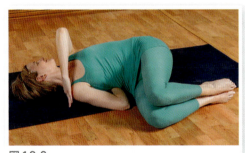

図18.8

ゴルファーがフルスイングやパットのために繰り返し前傾すると、やがて肩が凝り固まってしまう。このポーズは、ゴルファーがスイングの可動域を広げるのにぴったりなストレッチ。

ステップ： 仰向けになる。両膝を曲げて足を床につく。右腰を浮かし、右手を下背部の下にすべり込ませ、手のひらを床につける。浮かした右腰を手まで下げる。両膝を胸に引き寄せて右の床に倒す。左腕を胸に交差させ、右側の床にタッチする（図18.8）。反対側も同様に行う。

まとめ

　ゴルフスイングは腕だけでするのではありません。全身を使います。ゴルファーがけがをせず、正確なスイングとパットを維持するには、体のバランスを整え、筋肉と関節をほぐしておくことが必要です。本章のポーズはそれぞれ、柔軟性と可動性を高める効果があり、ゴルファーの体のバランスを整え、コースでの成功に備えて体をメンテナンスする助けになります。

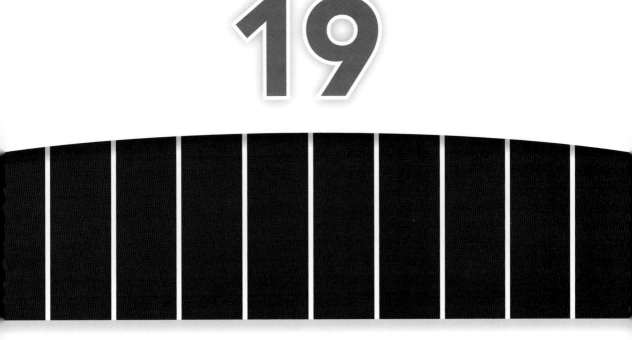

高強度トレーニング：
機能とパワー

　人間の体というのは強く、思っているよりもずっと負荷に耐えられるものです。体に負荷をかけて追い込むには、回復の時間も長くとらなければなりません。ウェイトリフティングのスクワットを深くするとか、クリーンやスナッチを改善するには、股関節や肩の可動域と可動性を最大にする必要があります。筋力をつけるのはリフティングですが、ヨガは体に新しい動きを覚えさせることで、その筋力を補強することができます。ヨガの場合、バランス系のポーズとポーズからポーズへのゆっくりとした動きで筋力がつきます。ヨガは速く動けばいいというものではありません。ヨガとパワートレーニングには共通点があります。どちらも正しい呼吸法と練習の焦点（フォーカルポイント）が必要だからです。ヨガは、パワートレーニングで必要な集中力とコントロールを養い、個人の目標達成をサポートします。各ポーズは5-10呼吸ホールドしてください。

針の糸通しのポーズ　Thread the Needle Pose

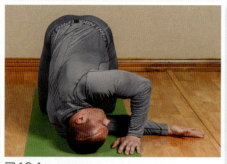

図19.1

　肩はたくさんの仕事をこなしており、肩を解放する鍵は肩の可動性が握っている。オーバーヘッドプレスで可動域を最大にするには、このポーズで肩を開くとリフティングの改善にプラスになる。

ステップ：下向きの犬のポーズから、四つんばいになる。左手に体重をかけ、右腕を左の脇の下に通す。手のひらは上に向ける。右の肩と耳を床につける。左手で床を押して左肩を背中側にねじる（図19.1）。反対側も同様に行う。

座位の開脚前屈　Seated Wide-Legged Forward Fold

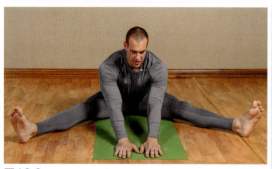

図19.2

　テクニックが正しくても、筋力トレーニングは筋肉をこわばらせてしまう。たとえば、正しくデッドリフトをすればハムストリングが鍛えられるが、同時に硬くもなる。この開脚前屈は、ハムストリングをストレッチして緊張をほぐす。

ステップ：脚をできるだけ開いて座る。前に手をつく。手を前にずらしながら上体を床のほうに倒す（図19.2）。

膝を閉じた仰向けの背骨ツイスト　Supine Spinal Twist

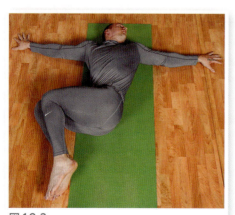

図19.3

　パワートレーニングではツイストが必要な運動は多くない。この背骨ツイストを加えると、背骨と筋肉を柔軟にしておける。

ステップ：仰向けになり、両膝を胸に引き寄せる。両腕を真横に広げ、手のひらを床につける。ゆっくりと脚を右に倒し、顔は左に向ける（図19.3）。反対側も同様に行う。

三日月のポーズ Crescent Lunge Pose

フロントスクワットは大腿四頭筋を鍛えるが、同時に硬くしてしまう可能性もある。このポーズを行えば、大腿四頭筋がしっかりストレッチされる。

ステップ： 下向きの犬のポーズから、右足を前に踏み出して右手の後ろにつく。左踵を上げたまま上体を起こし、腕を頭上に伸ばす。右膝を深く曲げ、同時に左踵を後ろに押す（図19.4）。尾骨を引き下げ、コアを少し引き締める。脚を替えて同様に行う。

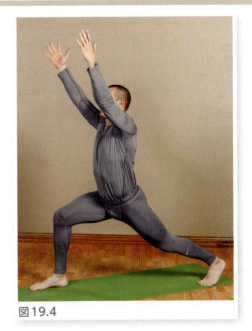

図19.4

板のポーズ（プランクポーズ）で踵を左右に動かす
Plank Pose With Heels Side to Side

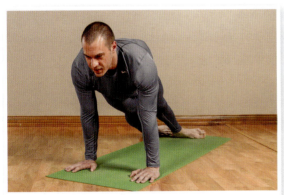

図19.5a

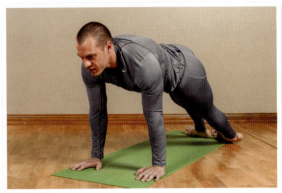

図19.5b

コアのトレーニングを好きな人はあまり多くはないが、強いコアは体幹をけがから守り、リフティングを助ける。このエクササイズは、リフティングに必要な筋肉をターゲットにしている。

ステップ： 下向きの犬のポーズから、肩を手首の上に移動させて板のポーズ（プランクポーズ）になる。足を腰幅くらいに離す。上体を安定させ、コアを引き締める。息を吐いて、両踵を右に倒して床につける（図19.5a）。息を吸って、踵を上げてセンターに戻す。息を吐いて、踵を左に倒して床につける（図19.5b）。これを呼吸に合わせて反復する。1セット10-15回を2-3セット。

木のポーズ　Tree Pose

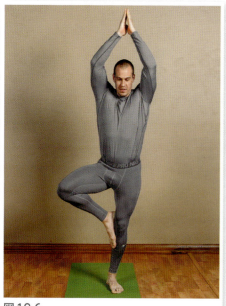

図 19.6

　バランスはどんなリフティングにも重要だ。バランスがよければ膝、股関節、足首、肩の関節安定性が向上し、けが全般を予防できる。木のポーズは、身体意識を磨いてリフティングに必要なバランス力を養う。

ステップ：直立する。左足に体重をかける。右膝を胸に引き寄せる。右膝を右に開き、右足を左の内ももにつける。両腕を頭上に伸ばして合掌する（図19.6）。脚を替えて同様に行う。

上向きの犬のポーズ　Upward-Facing Dog Pose

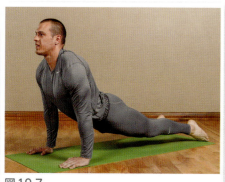

図 19.7

　前かがみになってウェイトを持ち上げたり、背中を鍛えるトレーニングをしたりするには背筋を大いに使う。このポーズは、背中の全筋肉をストレッチして緊張をやわらげ、背中を解放する。体の前面のストレッチにもなる。

ステップ：下向きの犬のポーズから、肩を手首の上に移動させて板のポーズになり、腹ばいになる。足の甲を床につける。手を少し後ろにずらして胸の横につく。脇を締め、胸を前に引っ張る。手で床を押し、背骨を上に伸ばしながら腕を伸ばしきる（図19.7）。足の甲で床を押して、お尻と太ももを浮かす。

ワイドスクワットのポーズ　Wide Squat Pose

リフターは常に体の硬さの制約を受けずに深くスクワットすることを望む。このポーズは、深いスクワットをやすやすとできるようにするのに適したストレッチになる。

ステップ： 下向きの犬のポーズから、右足を前に踏み出して立ち上がる。右足を左に回し、つま先をマットの左側に向ける。両足のつま先をやや外に向ける。両膝を曲げ、床に手をつく。手を後ろにずらして肘を内ももにつける。腰を沈め、胸を張り、肘で内ももを押して膝を押し開く（図19.8）。

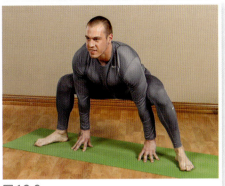

図19.8

まとめ

　パワーリフターは強靭で、自分の体を限界まで追い込みます。筋力をつけようとすると、たいてい柔軟性と可動性は二の次になってしまいます。柔軟性と可動性が欠けていると、けがをしたり、可動域が狭くなったりします。本章のポーズはどれも、深いスクワットやなめらかなスナッチのために必要な柔軟性と可動性を養い、コントロールと身体意識を向上させる効果があります。

謝 辞

　すばらしい編集者の方々、そして初めての本の執筆と出版にあたり私を助けてくださったスタッフ全員に深く感謝します。ミシェル・マロニー、シンシア・マックエンタイア、リズ・エバンズ、スー・アウトロー、ニール・バーンスタイン、お会いする機会のなかった多くの方々、みなさんが私の夢をかなえてくださいました。

　トラモン・ウィリアムズ、ジャレット・ブッシュ、ランドール・コブ、B・J・ラジ、サム・バリントン、アンディ・ムルンバ、マイク・ニール、ミカ・ハイド、ダトーン・ジョーンズ、ダマリアス・ランドール、クイントン・ローリンズ、ネイサン・パーマー、D・J・ウィリアムズ、グレッグ・ジェニングス、ブランドン・ボスティック、ジェルマイケル・フィンリー、ジェレル・ワーシー、キーファー・サイクス、ここにはお名前を書ききれない方々にナマステ。

　才能ある作家であるジョイス・ソールズベリーに感謝します。

　人生における人との出会いにはたくさんの理由があると私は信じています。ブラッドリー・ベルントへ、友情と勇気づけられるポジティブさ、そしてミンディを紹介してくれたことにありがとう。ミンディ・ベネット、もちろん、あなたのヨガの実践とフィットネスの追求は私にとってインスピレーションの源です。あなたが私にしてくれたことすべてに感謝の気持ちを忘れません。

　すばらしいモデルになってくれた楽しい友人でもある優秀なアスリートたちには感謝してもしきれません。アビー・ウィドマー、ケビン・ダート、ブライアン・ダンジンガー、ブレナン・ハッチェンス、みなさんのおかげでとてもリアルな説得力のある本になりました。私のフロー・ヨガ・スタジオ（Flow Yoga Studio）の講師であり、モデルをしてくれたエリザベス・ハーブナーとデイビッド・コンシャクにもお世話になりました。

　私が薫陶を受けた聡明で、才能があり、地に足がついた３人の師、グウェン・ローレンス、リズ・アーチ、ヤンシー・スコット・シュワルツに御恩を感じています。

著者:
ライアン・カニングハム (Ryanne Cunningham)
ウィスコンシン州グリーンベイに在住。フロー・ヨガ・スタジオ(Flow Yoga Studio)を経営、さまざまなスポーツのアスリートたちをヨガのグループセッションや個人セッションで指導している。特に地元のプロアメリカンフットボールチームであるグリーンベイ・パッカーズの現役選手・元選手など多数指導。全米ヨガアライアンスの認定資格であるRYT(Registerd Yoga Teacher)上級講師養成500時間コース修了の認定を2012年に取得。このセンターでは2002年からヨガを実践・指導している。

2002年からは、Advanced Massage Therapyというマッサージ療法のビジネスも展開。マッサージ療法に関しては、人体解剖学、生物学、キネシオロジーなどの分野を学んでおり、こうした専門知識はヨガの指導や実践に生かされている。また自身のスポーツやフィットネスでの経験を踏まえて正しいストレッチやアライメントを教えており、どのレベルのヨガ受講者にもそれが役立っている。

これまでに『ヨガ・ジャーナル(Yoga Journal)』誌、『ミルウォーキー・ジャーナル・センティネル(Milwaukee Journal Sentinel)』紙、『マントラ・マガジン(Mantra Manazine)』誌など、多数の全米・ローカルメディアで大きく紹介されている。

翻訳者:
東出 顕子 (ひがしで あきこ)
翻訳家。翻訳会社勤務を経てフリーになる。主にノンフィクション、実用書の翻訳を手掛ける。訳書に『鍼療法図鑑』『ピラーティスアナトミィ』『ドラヴィエのコアトレーニングアナトミィ』『ストレッチングアナトミィ』(いずれもガイアブックス刊)など多数。

Yoga for Athletes
アスリートヨガ

発　　　行	2017年9月20日
発　行　者	吉田 初音
発　行　所	株式会社 ガイアブックス
	〒107-0052 東京都港区赤坂1丁目1番地 細川ビル2F
	TEL.03(3585)2214　FAX.03(3585)1090
	http://www.gaiajapan.co.jp

Copyright GAIABOOKS INC. JAPAN2017
ISBN978-4-88282-991-1 C2075

落丁本・乱丁本はお取り替えいたします。
本書を許可なく複製することは、かたくお断わりします。
Printed in China

人間の心身に健康と幸福をもたらす
ヨーガ・ピラーティスガイド

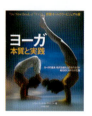

ヨーガ 本質と実践

シヴァーナンダヨーガセンター 編
ルーシー・リデル 著

本体 3,100 円（税別）

ヨーガの基本、時代を超えた行法の全てが総合的にわかるロングセラー。明快で総合的、詳細なカラーイラスト付き。わかりやすい指示と信頼できる教義解説で、時代を超えたヨーガ行法のすべてがわかる。初心者にもエキスパートにも刺激になる一冊。

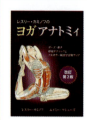

レスリー・カミノフの ヨガアナトミィ

レスリー・カミノフ 著

本体 3,200 円（税別）

豊富なフルカラー図解と詳細な説明を携えた『レスリー・カミノフのヨガアナトミィ』。ヨガの動きの構造と原理、そしてヨガそのものへの理解が深まる。たくさんのイラスト、内的平衡やバンダ、脊柱の歴史についても掲載。また、2つの章が新たに加わり、初版をすでにお持ちの方にもご満足いただける内容となっている。

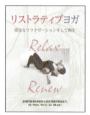

リストラティブヨガ

chama／桜井くみ 監修
ジュディス・H・ラサター 著

本体 2,800 円（税別）

常に心地よさが最優先され、「積極的で完全なリラクゼーション」といわれているリストラティブヨガ。一般的なアクティブなヨガではなく、心身の「回復」をめざし、再生 をうながす。全てのポーズにプロップス（補助具）を用い、完全なリラクゼーションを得る。

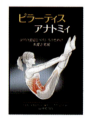

ピラーティス アナトミィ

中村 尚人 監訳
ラエル・イサコウィッツ 他 著

本体 2,000 円（税別）

特定の流派を超越し、エクササイズの基本的な解剖学の解説と実践のアドバイスで、人間の潜在力を発揮するためのアプローチを提示する。30以上のエクササイズを紹介し、それぞれターゲットの筋肉図および解剖学的なアドバイスを細かく解説。難易度別、トレーニングの種類別にエクササイズを逆引きでき、目的別にトレーニングを実践できる。

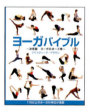

ヨーガバイブル

クリスティーナ・ブラウン 著

本体 2,600 円（税別）

ヨーガのポーズ集決定版。ヨーガのポーズを170以上集めた、ヨガを実践する人に最適なあらゆる情報を網羅した究極のバイブル。初心者から上級者まで、レベルや必要に応じて、知りたいポーズをすぐにみつけることができる。

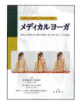

人体らせん原理とハタヨーガの融合 メディカルヨーガ

木村 慧心 監修
クリスチャン・ラルセン 他 著

本体 4,800 円（税別）

最重要課題は、本当に正しく立つこと。人体に、らせんを張り巡らせ自分の筋肉で支えられると、不調が改善され、最大の予防になる。伝統的なヨーガを、らせん原理で説明すれば、より効果的なものとなる。